JN087936

和田秀樹
HIDEKI WADA

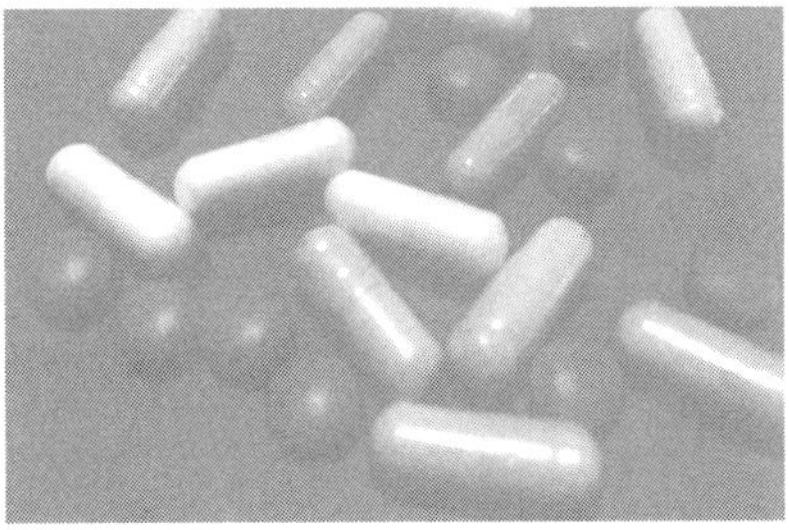

70歳を過ぎたら

飲んではいけない
薬とサプリ

かや書房

70歳を過ぎたら飲んではいけない薬とサプリ

目次

飲み続けると危ない薬

●血糖値降下剤スルホニル尿素（ＳＵ）薬
●コレステロール低下薬のスタチン系
●中性脂肪降下薬、フィブラート系ＥＰＡ製剤
●睡眠薬、抗不安薬、ベンゾジアゼピン系
●骨粗しょう症治療薬、ビスホスホネート製剤
●解熱鎮痛剤、非ステロイド性抗炎症薬（ＰＰＩ）
●胃腸薬、プロトンポンプ阻害薬
●便秘薬、アントラキノン系
●抗うつ剤、ベンゾジアゼピン
●スルピリド　●ステロイド
●利尿剤　●抗血栓薬・抗凝固薬
●降圧剤　●刺激性下剤・緩下剤
●インスリン　●その他の薬

薬は、自己判断でやめていい

第四章　医療の「数値主義」という罠

日本の医療は数値主義に毒されている
『今日の治療指針』で薬を調べる医者には行くな
なぜ新薬が処方されるのか
大学病院と製薬会社のいびつな関係性
大学病院は、高齢者医療の蓄積がない
市販薬と処方薬の違い
薬を開発するのは製薬会社の研究所
メタボ検診は薬の営業
薬の量や回数は高齢者であることを考慮するべき
薬を増やす医者は信用するな
常に薬のメリット、デメリットを意識する
薬を多くする「予防投与」という考え方
抗がん剤は少しの期間を延命するだけ
外国のエビデンスが日本に当てはまるかどうかはわからない
人間ドック、脳ドックは要注意
薬よりも、ストレス解消
病院も、医者も、治療も自分で選ぶ時代

著者撮影●岩本幸太
装　　丁●柿木貴光

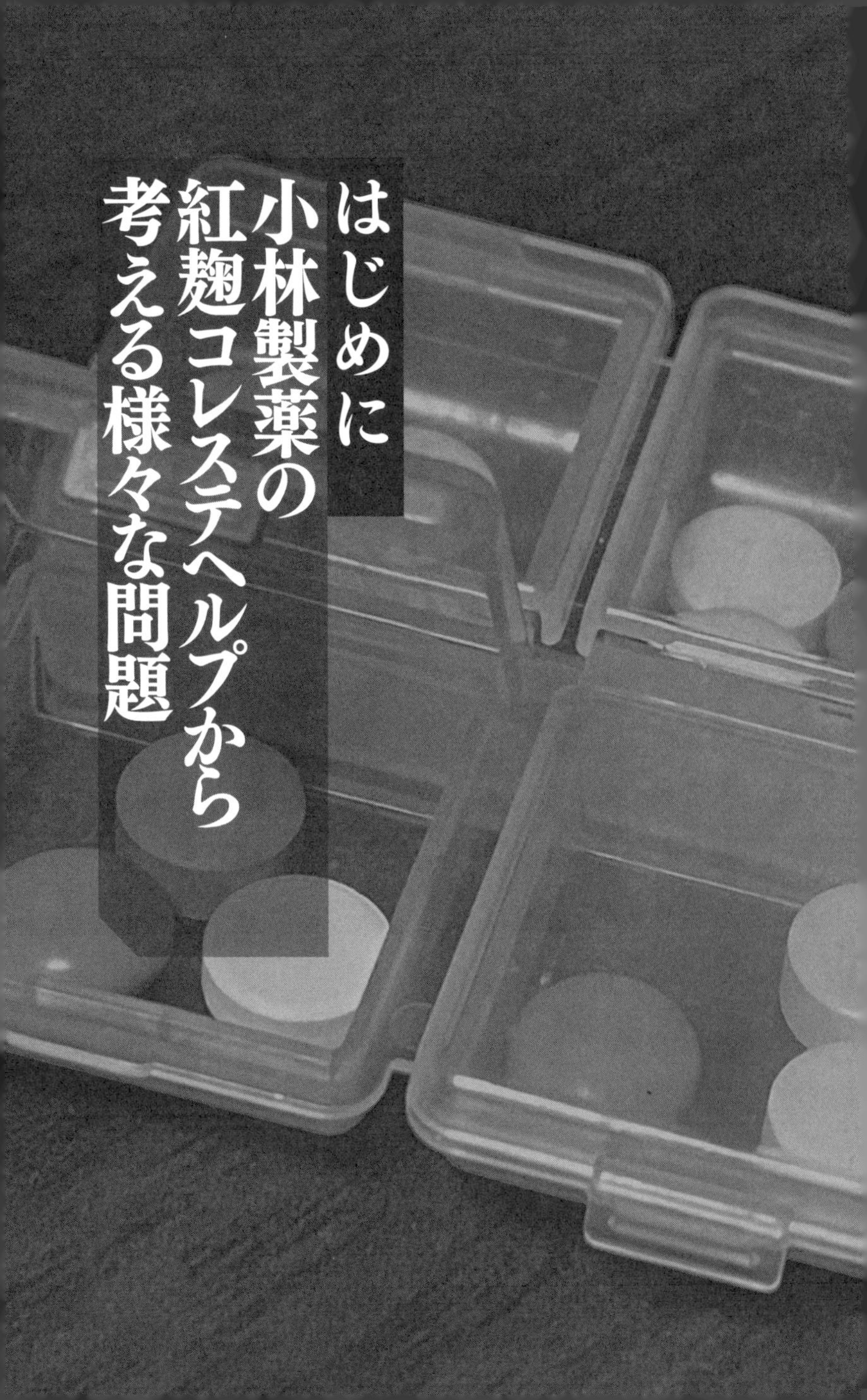

はじめに
小林製薬の紅麹コレステヘルプから考える様々な問題

薬と栄養補助食品をまぜこぜにしていることが、そもそもの間違い

小林製薬の紅麹コレステヘルプのサプリを摂取したことで、5人の死亡者と266人の入院患者、医療機関受診者1541人を出しました（令和6年5月1日現在）。紅麹コレステヘルプは機能性表示食品と呼ばれるものです。

基本的にサプリメントは、足りないものを足す栄養補助食品です。例えば、あまり野菜を食べない人がビタミンCを取るだとか、あるいは、魚を食べていない人がDHAという魚の油を摂取するなど、今、足りていない栄養を足す食品のことをサプリメントと呼んでいます。

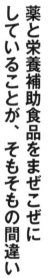

製品に関すること（自主点検結果等）

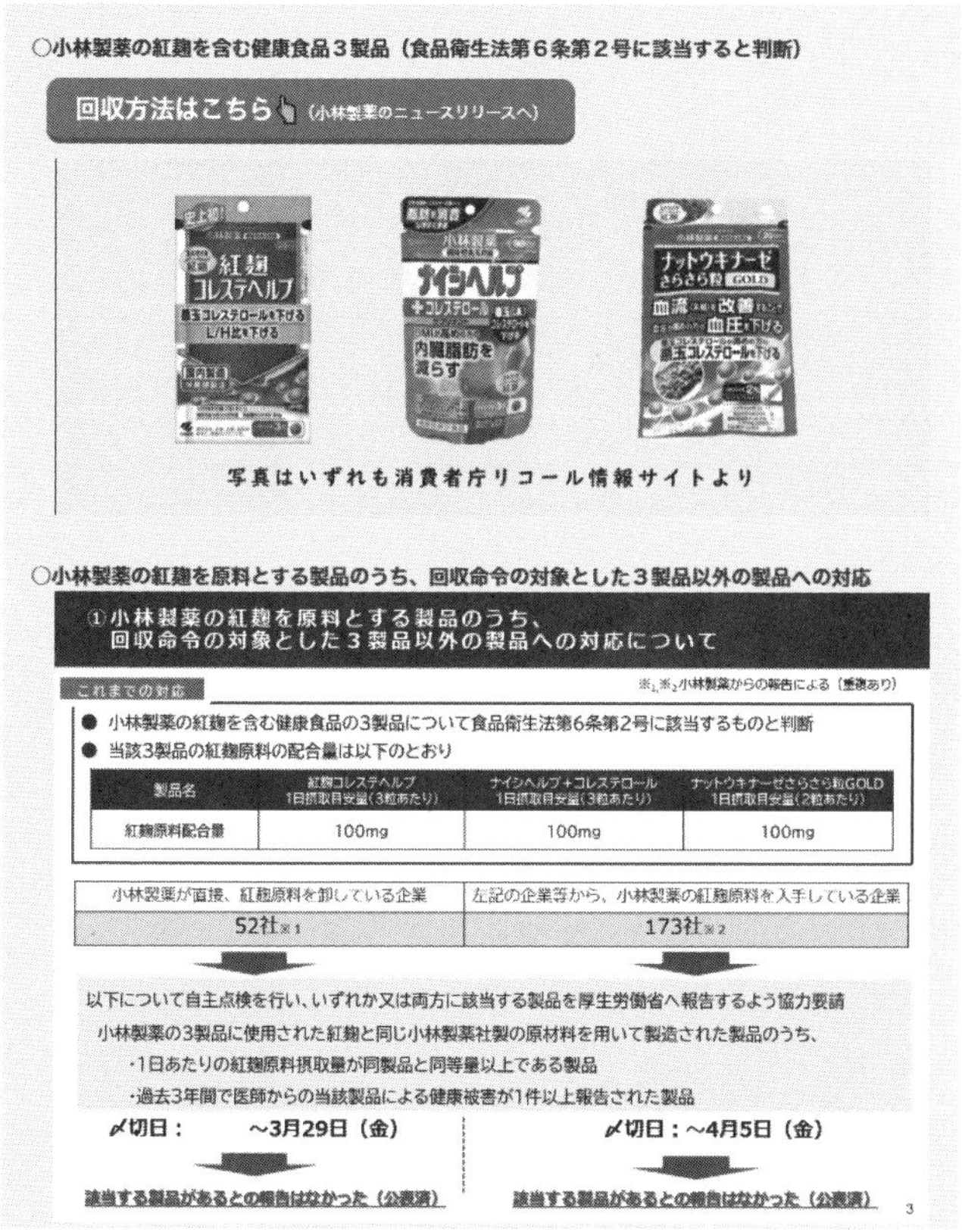

○小林製薬の紅麹を含む健康食品３製品（食品衛生法第６条第２号に該当すると判断）

回収方法はこちら（小林製薬のニュースリリースへ）

写真はいずれも消費者庁リコール情報サイトより

○小林製薬の紅麹を原料とする製品のうち、回収命令の対象とした３製品以外の製品への対応

①小林製薬の紅麹を原料とする製品のうち、
回収命令の対象とした３製品以外の製品への対応について

これまでの対応

※1、※2小林製薬からの報告による（重複あり）

- 小林製薬の紅麹を含む健康食品の3製品について食品衛生法第6条第2号に該当するものと判断
- 当該3製品の紅麹原料の配合量は以下のとおり

製品名	紅麹コレステヘルプ 1日摂取目安量（3粒あたり）	ナイシヘルプ＋コレステロール 1日摂取目安量（3粒あたり）	ナットウキナーゼさらさら粒GOLD 1日摂取目安量（2粒あたり）
紅麹原料配合量	100mg	100mg	100mg

小林製薬が直接、紅麹原料を卸している企業	左記の企業等から、小林製薬の紅麹原料を入手している企業
52社※1	173社※2

以下について自主点検を行い、いずれか又は両方に該当する製品を厚生労働省へ報告するよう協力要請

小林製薬の3製品に使用された紅麹と同じ小林製薬社製の原材料を用いて製造された製品のうち、

・1日あたりの紅麹原料摂取量が同製品と同等量以上である製品

・過去3年間で医師からの当該製品による健康被害が1件以上報告された製品

〆切日：　～3月29日（金）

該当する製品があるとの報告はなかった（公表済）

〆切日：～4月5日（金）

該当する製品があるとの報告はなかった（公表済）

3

小林製薬の「いわゆる健康食品」による健康被害に関する厚生労働省のHP
https://www.mhlw.go.jp/stf/seisakunitsuite/bunya/kenkou_iryou/shokuhin/daietto/index.html

サプリメントを使うことで、ある種の効能が期待できるものもあります。その最たる例がＤＨＡです。アメリカ人が寿司ブームで積極的に魚を食べるようになってから20年間で心筋梗塞の死亡者が半分に減りました。ＤＨＡには動脈硬化や心筋梗塞の予防効果があるのです。

実はアメリカの中西部では、それほど寿司は普及していないのですが、魚の脂の成分であるＤＨＡのサプリの摂取が盛んになったことが、心筋梗塞が減った一つの要因と考えられています。

もともと通称「トクホ」と呼ばれる特定保健用食品がありましたが、これは国による審査を受けないといけません。機能性表示食品とは、アベノミクスの一環でできた制度で、「健康に良い」と表示することができ、なおかつ、報告書だけ出せば審査はありません。実質的に届け出だけで商品を出すことができるため、たちまちのうちに数多くの商品が発売されました。

そして、今回問題を起こした小林製薬の紅麹サプリには「LDLコレステロールを下げる」と書かれていました。実際に、そのコレステロール値は劇的に下がったようです。一部で疑われたのは、サプリメントでコレステロールを下げる機能を発揮させるために薬品を混ぜていたのではないかとか、薬と似た作用のモノを混ぜていたのではないか、ということです。

効能がはっきりしている薬の成分をサプリメントに混ぜれば、コレステロールを下げることはできます。しかし、これをやってしまうと明らかに薬事法違反になってしまうわけです。

今回、プベルル酸が原因で人が死んだり、入院患者を出したりしてしまった可能性が高いことを短期間のうちに厚労省は発表しています。おそらく、紅麹サプリに薬の成分が混じっていることから、例えばコレステロールを下げるスタチンに人が死亡するような副作用があることを世間に知られたら大変なことになる。だから、全てプベルル酸のせいにしてしまおう、という噂があるわけです。

噂レベルでなくても、紅麹から産生される「モナコリンK」は、脂質異常症で最も使われる製剤で「スタチン系製剤」という肝臓のコレステロール合成を抑える薬と同じ作用を持ち、処方薬の「ロバスタチン」に含まれている有効成分と同一だということがわかっています。これも薬事法上はグレーゾーンと言えるものです。そして、この薬の副作用として腎障害が知られています。

それが誰でも簡単に手に入る食品として売られていたわけです。

何が言いたいかというと、本来、サプリメントは栄養補助食品であるはず。それなのに無審査で特定の機能を表示して、しかも、その機能がある薬を混ぜてしまうと極めて危険なわけです。また、サプリの機能を良くすればするほど、そのサプリは薬に似てきてしまうわけです。だから、この事件を教訓にして立ち戻らないといけないのは、サプリメントというのは栄養補助食品で、機能性表示食品もあくまでも食品だということです。

どんな野菜を食べようがどれだけ肉を食べようが、人体に害がないかといえば、多少害はあるけれども、サプリはそういう食品として食べているものです。ところが薬になると、普通の食品とは異なる化学反応を起こして、ある効果を期待します。しかしながら、機能性表示食品も、異物を摂取して、ある種の化学反応を人体に起こさせているわけだから、効果もある代わりに、副作用が出る可能性がかなりある。当然、しかるべきチェックが必要です。ところが、そのチェックをすっ飛ばして、機能性表示食品となっていることが、かなり危ないということになるわけです。

コレステロールに関して言えば、下げる必要自体がない

コレステロールに関しては、日本だけでなくアメリカでも高めの人のほうが長生きしているというデータがあります。特に60歳以上ではそうです。基本的に、少なくとも日本では、薬を飲む必要は全くないのです。だから、もちろんコレステロールを下げるサプリも意味ありません。

小林製薬の紅麹コレステヘルプは、みんなが「これでコレステロールが下がった」と大喜びして飲んだサプリです。みんな薬で下げるよりいいだろうと思って飲んだけれど、そもそもコレステロールを下げること自体に意味がないわけです。

理由の一つは、コレステロールは高ければ高いほど心筋梗塞になりやすい。けれども、高ければ高いほどがんに罹《かか》りにくいことです。日本はがんで死ぬ人が急性心筋梗塞で死ぬ人の12倍もいるわけだから、コレステロールが高いために起こる害は日本では無視していいのです。

あと、コレステロールが高い人は免疫力も高い。それこそコロナであろうが、インフルエンザであろうが、なりにくいわけです。それから、コレステロールが高い人のほうがうつ病にもなりにくい。コレステロールを下げることは百害あって、せいぜい一利の、心筋梗塞をちょっと減らせるぐらいじゃないかと思います。

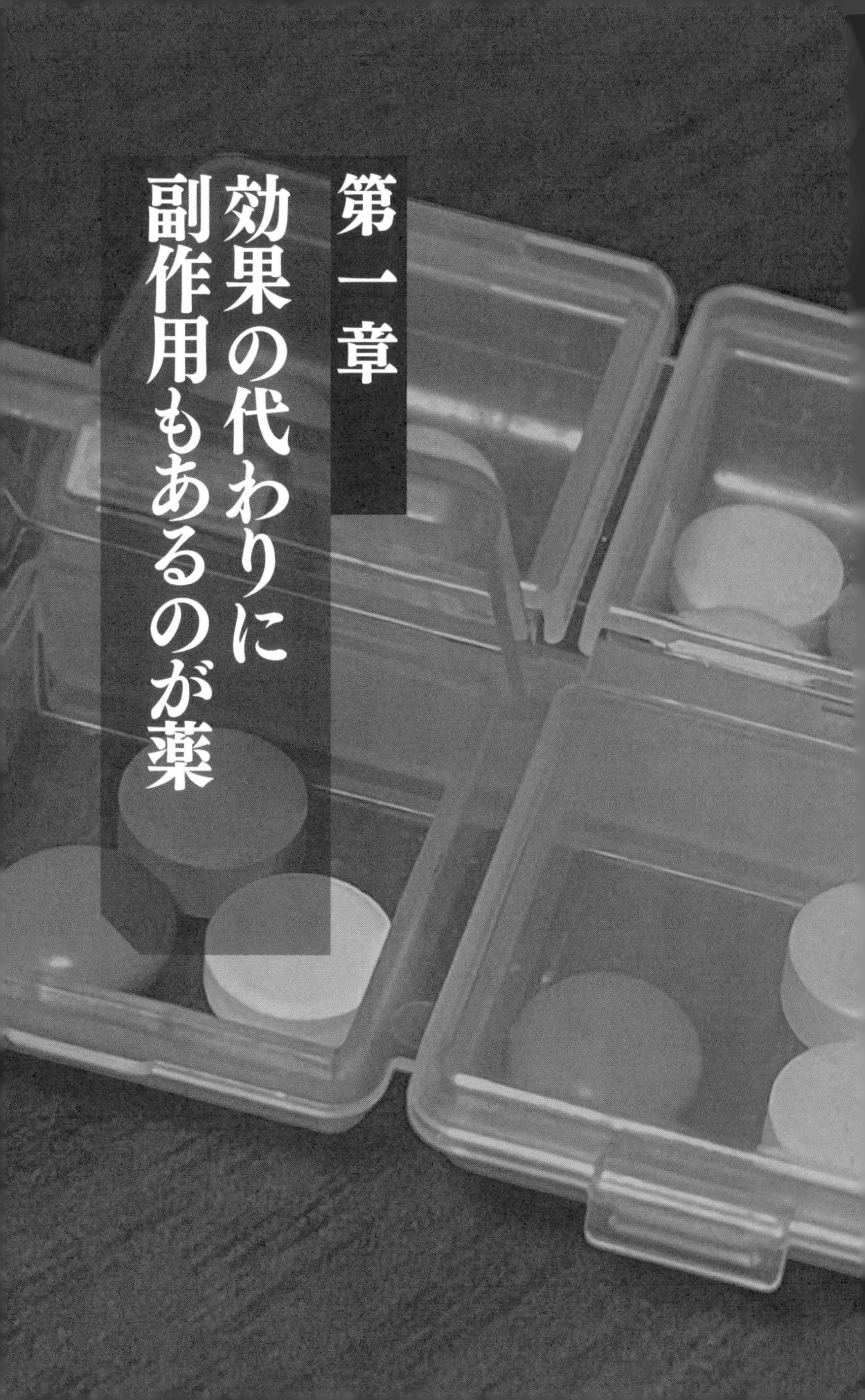

第一章
効果の代わりに副作用もあるのが薬

医者も患者も、生活習慣病の薬を飲み続けることによる害に無自覚

効果がある代わりに、副作用もあるのが薬です。

医者が薬を処方するときに、「どんな薬にでも必ず副作用がある」という前提が成立していない、という大きな問題があります。風邪薬とか解熱鎮痛剤は、医者も多少の副作用は考えています。例えば、胃を荒らすことがありますとか、肝臓に悪いとか、だから、「ずっと飲み続けないでくださいね」と言うわけです。

頭痛薬は体に悪いところもあるので、頓服（症状に応じて服用すること）で出して「ずっと飲み続けないでくださいね」みたいなことを患者に伝えて処方するわけです。

つまり、普通の薬は基本的には害があることを医者も認識しているし、患者もある程度は副作用が怖いと思っている。だから、痛み止めの薬を飲んで胸焼けが起こったとか、気分が悪くなったなら、それは副作用だろうと思うわけです。

薬を飲んで体調が悪くなったとき、患者が、「副作用が起こっているかもしれないから血液検査をしてくれませんか」とか、医者のほうも血液検査をして、「薬の副作用で肝臓が悪くなっていないか、一応チェックしておきますね」と言うわけです。

ここからが大事なポイントになります。痛み止めや睡眠薬とか、なんの薬でもいいのですが、その手の薬には副作用があるということは医者も患者も知っています。ところが、生活習慣病の薬となると、話が変わってくるわけです。血圧が高い患者に血圧の薬を飲ませる場合、

「この薬を飲まないと、あなたは将来、脳卒中になりますよ」

「寿命が縮まりますよ」

「こんな高血圧、放っておいたら大変なことになりますよ」

という話になる。

そのとき医者に「じゃあ、この薬を飲んだら私は長生きできるのか」とか、あるいは「この薬を一生飲み続けるのでしょうか」と患者が訊ねたとき、医者は「場合によっては一生飲み続けることになるでしょう」と答える。

そう答えるのは、なぜか。血圧の薬は医者も患者も、みんな体にいいと信じている。本来、「血圧の薬が体にいいのは本当か？」と問われれば、僕は「肝臓や胃を悪くするかもしれないし、体に悪い可能性はある。特にその薬をずっと飲み続けていたり、高齢者の場合や、ほかの薬と併用したりする場合は、その可能性がかなり高まる」と答えざるを得ないわけです。

副作用が怖いはずなのに、医者はある種の検査データが異常であったらものすごく気楽に血圧の薬とか、血糖値の薬とかを、処方します。ところが、その薬に害があるかもしれないことに対して、医者も患者も無自覚になっていることが怖いわけです。

つまり、なんの薬であろうが多くの場合は体に悪い、とわかっているから治ったらやめようとなる。でも、血圧の薬は体にいいと思っている。ところが、血圧の薬は胃や肝臓、腎臓にかなり悪い。それなりの副作用があるわけです。もう一つ、血圧を下げるためにある種のホルモンが減るとか、ある種のホルモンに拮抗するとか、あるいは心臓の働きを弱くするとか、その薬が効くことによる副作用もある。

医者も患者も、薬を飲むことによる害には無自覚なので、生活習慣病の薬を普通に5年、10年飲み続ける。頭痛薬は体に悪いと思っているのに、血圧や血糖値を下げる薬、あるいはコレステロールを下げる薬は体に悪いと考えていない。

患者だけでなく、薬に精通しているはずの医者も体に悪いと思っていないことは、実は大きな問題なわけです。

年を取ると薬の副作用が出やすくなる

図1を見てみましょう。この図は何かというと、血圧の薬を飲んだときと、飲まないときで、1000人当たり何人が死んでいるかというデータです。

60歳で薬を飲まなかったら血圧が高い人の場合、1000人中10

図１

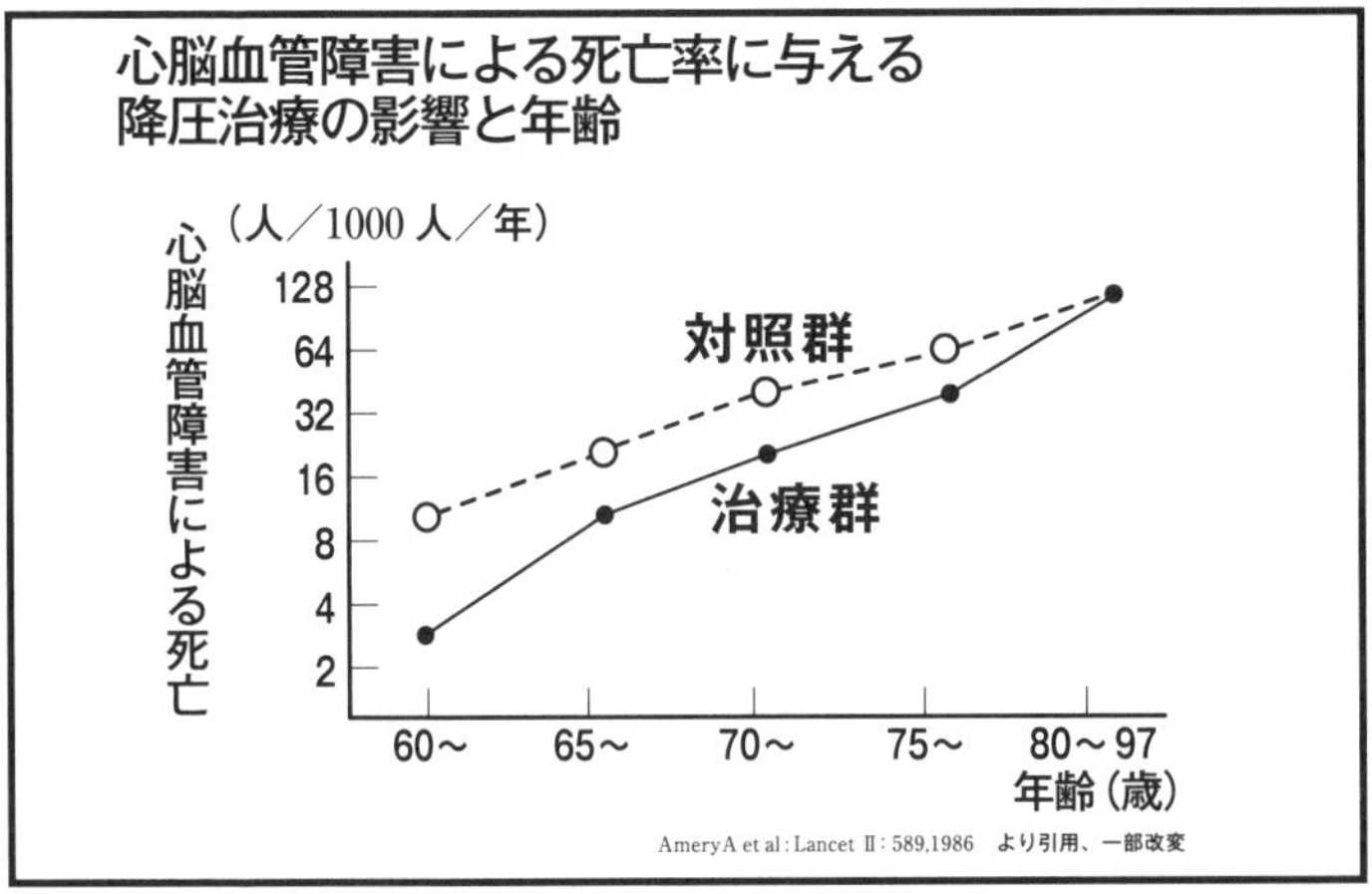

人程度が死んでいます。そして、薬を飲むと死亡者は１０００人中３人になっている。ということは、血圧の薬を飲むことによって、１０００人中10人が死んでいたのを３人に減らすことができたことになります。

では、70歳を見ていきましょう。血圧の薬を飲まないと１０００人中50人弱が死んでいます。一方、飲めば20人くらいに減ります。ところが80歳になると、飲んでいる人も飲まない人も死亡率は変わらなくなります。

どうして、こんなことが起こるかというと、年を取ると血圧の薬の副作用で死ぬ人と、血圧の薬が死ぬことを減らす人の数が変わらなくなるからです。一般的に薬は、年齢を重ねるほど害が増えていきます。この図でいえば、80歳以上の人は薬を飲む害と薬のメリットが拮抗したということです。

年齢を重ねると、代謝が悪くなるので、体に薬が残りやすくなります。肝臓で薬を分解する機能も落ちるし、腎臓から薬を排せつする機能も落ちる。よって、年を重ねるほどに薬が体に蓄積しやすくなって、副作用が起こりやすくなるのです。

もう一つは、年齢を重ねると臓器が弱る。だから、肝臓や腎臓に対する薬の副作用は若い頃より強く出ます。まず考えないといけないのは、年を取るほど体に薬が溜まりやすくなるなら、1日3回飲んでいた薬を2回に減らすとか、1回に減らすとかしなければならない。あるいは、年を取れば取るほど薬の害が強く出るのであれば、飲む量を半分に減らさなければならない。しかし、ほとんどの医者はそれをやってくれないわけです。

子どもと一緒です。子どもであれば、例えば1歳の子どもと10歳の子どもに同じ薬は出しません。ところが高齢者に関しては65歳の高齢者と、90歳の高齢者に同じ薬を出している。これは大問題です。そうして調べてみると、結局、年を取れば取るほど害が増えるので、薬を飲んでいる人と飲んでいない人の死亡率が変わらないということが起こるわけです。

薬に害はないという前提だったら、血圧を下げてくれたほうがありがたいし、血糖値も下げてくれたほうがありがたいし、コレステロールだって下げてくれたほうがありがたい（これだって、日本人の大規模比較調査がないので本当のところはわかりませんが）。でも、薬には副作用という害があります。

薬だけでなく、機能性表示食品や漢方も同じです。漢方といえば、害がないように思われているけれど、食品だろうが漢方だろうが、体の中で化学反応を起こしている以上は害があるわけです。

あらゆる薬には副作用がある

一般的な薬や気軽に飲む薬にも危険はたくさんあります。

風邪薬とか、抗生物質とか、解熱鎮痛剤とか、胸焼けの薬は、一般的に副作用が認識されているし、間違えてたくさん飲まないようにしようと言われています。頭痛薬だったら頭痛がするときだけ飲もうとか、風邪薬だったら風邪が治ったらやめようとなります。

　これらの薬のなかで比較的に害がないように勘違いされているのは、おそらく抗生物質とか胃薬でしょう。抗生物質の場合は、もちろん薬としての副作用がある。胃に悪いとか、肝臓に悪いわけです。

　もう一つ大きな副作用として、体の中にある良い菌まで殺してしまうことがある。抗生物質をずっと飲んでいると善玉菌、大腸の中のいい菌まで殺してしまうのです。そういう害に対してみなさん無自覚だけれども、薬の副作用によって体の中の良い細菌まで殺してしまっています。

　抗生物質ばかり飲んでいると、ウイルスとかバクテリアは常に変異、変性するので、変性した菌になって生き延びようとする。だから、抗生物質が効かない菌ができてしまう危険がある。それが耐性菌といわれるもので、日本はその耐性菌が非常に多いことが認められています。そうなってしまう理由は、医者が気軽に抗生物質を使い過ぎるからに他なりません。耐性菌は抗生物質では殺すことができないから、耐性菌が原因の肺炎になったら、服薬しても肺炎は治らない。その典型が院内感染です。

もう一つ、胃薬は多くの人に害がないように思われています。胃潰瘍の薬の中でもH2ブロッカーという胃潰瘍の薬があるのですが、胃潰瘍の薬は体の中で変な化学反応を起こすので、場合によっては脳に影響が出ます。例えば、運転禁止薬で起こるようなせん妄という副作用が、よく起こるわけです。

そういう意味で、薬は基本的に長い間飲むものではない。多剤併用の害もあるし、胃に悪かったりする。害があるのに簡単に「今、3種類の薬飲んでいるけれど、一応ね、用心のために胃薬を出しておきますね」みたいな医者と患者との現実があって、それは非常に危険だということです。

多くの医者は、生活習慣病の薬は、副作用がない前提で出します。

血圧の薬だろうが、血糖値の薬だろうが、中性脂肪の薬だろうが、多くの人にずっと飲ませ続けています。ずっと飲ませ続けるうえに、結局、害がない前提で処方するから血圧も高いし、血糖値も高い人に平気で薬の併用をしています。

そもそも論として、みんなは血圧が高いことは悪いこと、血糖値が高いことは悪いこと、中性脂肪が高いこと、あるいはコレステロールが高いことは悪いことだと思っている。

血圧の薬が効き過ぎる時間帯があれば、その間低血圧になって、頭がフラフラしたりする。特に血糖値を下げる薬は、低血糖の発作が起こりやすくなる。低血糖になると頭が朦朧《もうろう》としたりするから、そういうときに運転していると大変な事故を起こす可能性がある。

事故を起こして人命を奪ってしまうかもしれない。そのような事故は、血糖値を下げる薬の最も恐ろしい副作用だと言えます。

血圧、血糖値、コレステロールは低いのも危険

みなさんは血圧や血糖値が高いのは悪い、低いのは悪くないと思っているでしょう。

問題になった小林製薬の紅麹コレステヘルプというサプリもそうだし、日本でよく使われているスタチンという薬も同じで、だからみんな、コレステロールを下げる薬を飲むわけです。

一般的に、コレステロールは高いほど悪い、と思われています。

薬がコレステロールを下げてくれるのは間違いないけれども、い

ろいろなデータで見ると、コレステロールは確かに高いほど心筋梗塞になりやすい。しかし、コレステロールが高いとがんになりにくく、逆に低い人はがんになりやすい。つまり、コレステロールを下げるとコレステロールは免疫細胞の材料なので、免疫機能が落ちる問題が起こるわけです。

これは１９９０年前後に判明したことですが、コレステロールが高めの人のほうが死亡率は低いこともわかっている。それと、コレステロールが高い人のほうがうつ病になりにくいこともわかっています。

最近のホルモン医学の考え方では、コレステロールは男性ホルモンとか、女性ホルモンの材料になる。例えばメバロチンという薬でコレステロールを下げるとＥＤになるとか、あるいは、女性ホルモンが減って骨粗しょう症になるとか、そういう症状が起こりやすくなります。そういう意味でコレステロールの薬やコレステヘルプなどのサプリは、今回の小林製薬のような腎毒性がなかったとしても、それらを使うこと自体が危ないとも言えるわけです。

生活習慣病の薬は悪い数値を下げてくれるから、みなさんは正義の味方みたいに思っている。しかし、ある一定値より下げると体調が悪くなる。それと、免疫機能を落とすことが起こる。だから、ただ単に下げればいい、というわけではないのです。

メバロチンなどのスタチン製剤と呼ばれるコレステロールを下げる薬を飲むと、横紋筋融解という大きな副作用が起きるケースもあります。これは、筋肉が溶け出してしまう怖い病気で、横紋筋融解が起きなくてもスタチン製剤を飲むと、筋肉痛が起こることがあります。そうなると、慢性的な筋肉痛がつらいっていうことにもなりかねないわけです。

多くの人は薬の副作用が怖くて、小林製薬のサプリを飲んだのかもしれません。しかし、今回の小林製薬のサプリは、サプリなら大丈夫だろうという感覚がみんなにあったのに、後から実質的にスタチンの一種である成分、「モナコリンK」が入っていることがわかった。それだけでなく、サプリだろうが、薬だろうが、コレステロールそのものを下げること自体の害が大きいのです。サプリだったら安全だけれど、薬だったら危ないという話ではありません。

そういう意味で生活習慣病の薬は、数字が下がれば万歳と思っている人が多いけれども、体調を悪くする可能性もある。さらにその薬を飲むことによって、脳卒中になる確率や心筋梗塞になる確率がある一定のレベルには下がっても、その代わりに肝臓とか、他の臓器に害があって、かえって死亡率が変わらないということも起こりうる。

もう一つは生活習慣病の人の中に、骨密度が低いからということで、骨粗しょう症の薬を飲んでいる人も多い。ところが、骨粗しょう症の薬は胃腸障害を非常に起こしやすい。この副作用のために、食欲を落とし、肝心のカルシウムなどを採らなくなって、「栄養不良でかえって骨粗しょう症になる」とさえ言われています。だから生活習慣病の薬で食欲が落ちたら、逆に害があることもあるわけです。

サプリでいえば、ウコンは肝臓に負担をかけるから良くはないという話もあります。

ウコンは肝臓の機能を良くして、ウコンを飲んでいると酒が強くなると思い込んでいる人も多い。確かに肝臓には何らかの形で効くけれども、逆に肝臓に害が起こる人もいるわけです。つまり薬を飲むことによって肝臓の調子が良くなる人もいれば、かえって肝臓に悪い人もいるわけです。漢方でも、そういうことが起こりやすく、それを飲むことによって、体の調子が良くなる場合もあれば、逆に悪くなることもあるのです。

安全性が高いと言われる睡眠導入剤にも問題が多い

精神科の薬にも注意が必要です。

精神科の薬には長い歴史があります。昔から最も使われた精神科の薬は睡眠薬です。昔の睡眠薬は眠りも非常に深くしてくれるし、よく眠れました。しかし、よく効く代わりに、間違えてたくさん飲むと、いわゆる呼吸が止まって死ぬこともある。自殺にも使われ、古いタイプの睡眠薬は危ないということで、代わりに使われたのが睡眠導入剤という薬です。

睡眠導入剤は間違えて100錠を飲んでも、お年寄りの場合だったら死んでしまうこともあるけれど、普通の現役世代の人はまず死にません。胃洗浄すれば100錠飲んでも元に戻ります。だから、安全な睡眠薬だと長い間言われていました。

ところが、構造的な問題が三つ発覚しました。

一つは依存性が強いこと。つまり、睡眠導入剤は精神安定剤なので、ある種アルコールみたいな作用があって、飲んでいるうちに飲まないと眠れなくなる。要するに、その薬に依存することになる。アルコール依存症と同じで、やめられないということです。これは睡眠導入剤に限らず、安定剤全般について言われる副作用です。

もう一つは薬剤に対する耐性の問題。要するに1錠で効いていたのが、数カ月のうちに2錠を飲まないと効かないなど、アルコールと全く一緒のことが起こる。だから、耐性がある薬はどんどん服用量が増えてしまう。

量が増えると眠れないだけではなく、薬が体に残りやすくなる。昼間、ぼんやりしたり、足が取られたり、いろんな形の副作用が出てきやすくなる。よって、量がどんどん増えてしまう問題があるわけです。

それから、精神安定剤全般に言われていることですが、その薬を飲むと筋弛緩作用となって足がふらついたりする。量が少ないときはあんまり出ないけれど、年を取ると足の筋肉が弱くなって作用が出やすくなる。あるいは、量が増えるとふらつきがひどくなることがあります。

それと、「睡眠導入剤は安全な薬」と言われた一つの理由に、眠りを深くしないということがあります。寝つきは良くなるけれど、眠りを深くしない。だから、お年寄りの不眠みたいに、夜中に目が覚めるタイプの不眠にはあまり効果がありません。夜中に目が覚めて、トイレに行くときに、ちょっと転んでケガしたり、最悪骨折して、寝たきりになったりすることも起こり得ます。

サプリだから安全というのは間違い

一般的なサプリは足りないものを足すというものですが、機能性表示食品になると、薬でもないのに薬であるかのように期待をしてしまいます。

先にも述べましたように、小林製薬のコレステヘルプというサプリは、実際にコレステロールを下げる作用は強かった。薬の成分に近いもの、具体的にはスタチンというコレステロールを下げる成分と同じものが含まれていたのではないか、と言われています。機能性表示食品と呼ばれる食品の中に、実は薬の成分に似たものが入っていたということです。薬の成分に似たものが入っていれば、薬と同じような副作用が出てもおかしくありません。

つまり、副作用のない食品だと思っていたとしても、その機能のために薬に近い成分が混じっていることがあり得るのです。機能性表示食品の中にどんな成分が入っているかは、機能性が表示されている割にははっきり書かれていません。

今、私が飲んでいる「濃いお茶」は〝カテキン2倍〟と書いてあります。でも、どのぐらいの量のカテキンがどんな形で入っているかはわかりません。だから、少なくとも成分表示はしてほしいわけです。機能性表示食品は、それがないから怖いわけです。

今回の紅麹になるもの、それとコレステヘルプというサプリそのものが、変な薬を混ぜるインチキをしていたのか、していなかったのか。変な薬を混ぜていなかったとしても、多くの人のコレステロールが下がっていた。

だとすると、少なくとも薬ではないが、体の中で起こっている化学反応は薬に近いことが起こっている。薬に近いことが起こっているとすれば、なんらかの副作用が出る危険があるわけです。

世の中の人の多くは、薬で数値が下がるのは怖いけれど、サプリで数値が下がるのはとてもいいことだと思っている。けれども、それは間違っていて、なんらかの化学反応が体の中で起こっているとすれば、薬と同じということです。

今回はサプリを飲んでいるうちに、腎機能が徐々に低下したという説が強い。実際に腎臓は急に悪くなることは少なくて、徐々に悪くなるものです。糖尿病の腎症でも5年、10年かかって悪くなる。

こういうサプリは副作用がないと思うから、みんな血液検査もしない。だから、気づかないうちにどんどん悪くなっている。どんな薬でも、コレステロールが下がりましたと喜ぶだけではなく、他の数値が悪くなってないかとか、副作用も意識しないといけないわけです。

気が利く医者であれば、薬をずっと飲み続けている人に対して、3カ月から半年に一度は血液検査をします。精神科の医者だと、うつ病の薬を出しましたとか、統合失調症の薬を出しましたとかだったら、肝臓が悪くなっていないかどうか診るわけです。

ところがサプリとか、血圧の薬とかを出している医者は、その副作用をあまり気にしてない可能性がある。血糖値とか、中性脂肪の薬とか、コレステロールを下げる薬だったら、その数値が下がっているかどうかを診ているだけでしょう。でも、本来ならば副作用で肝臓が悪くなってないか、ちゃんと診ないといけないわけです。基本的に薬は、体にとってみたら何を飲んでも異物です。だから、みんな、異物を飲んでいる感覚は持つべきなのです。

精神科の薬について

睡眠薬とか精神安定剤はどんどん量が増えたり、依存症になったりします。

副作用も足元がふらついたりする他に、年を取ってきて薬が脳に残りやすくなると頭がボーッとしたり、朦朧としたりする。うつ病の薬でも、統合失調症の薬でも、癲癇《てんかん》の薬でも、そういうことが起こりやすい。

　これらの向精神薬の多くは運転禁止薬に指定されています。飲んだら車の運転をしてはいけないわけです。

　うつ病の薬については、脳の中でセロトニンという物質を増やしてくれるから、人によってはよく効きます。年を取るとセロトニンは脳の中で減ってくるので、この薬を使ってあげると元気になる。悪い薬ではないけれど、眠気だとか、便秘だとか、緑内障だとかいくつも副作用があります。院外薬局に行ったとき、「こういう副作用がありますよ」と書いた説明書がもらえるので、副作用のチェックをきちんとしなくてはいけません。ただし、必要以上に怖がる必要はありません。

　ただ、抗うつ剤は要注意です。精神安定剤は依存性が認められましたが、抗うつ剤は長い間、依存性はないと信じられてきました。

よく精神科の医師が「抗うつ剤はやめちゃダメですよ」「一生、飲み続けなさい」みたいなこと言うけれど、やめたら具合が悪くなるのは、実は依存症ではないか？　という説が最近強まっています。ちなみに抗うつ剤を徐々に減薬するのはアメリカでは当たり前に行われていますが、日本では現在でも、「一生、飲み続けなさい」というスタンスです。

そして、三環系抗うつ剤、ベンゾジアゼピン系の睡眠薬、抗不安剤などは、認知機能を低下させるとも言われています。

三環系の抗うつ剤は抗コリン作用があって、脳の中の神経伝達物質の中で、年を取るとアセチルコリンの力が落ちてくる。アセチルコリンの力が弱くなることで、記憶力が落ちるわけです。

認知症の人に使うアリセプトという薬は、脳の中のコリンを増やしてくれるのに対して、睡眠薬とかベンゾジアゼピンは神経全体の活動を抑える薬です。古いタイプの抗うつ剤は、コリンの作用を抑える薬なので認知機能を落とす危険がある。

年を取ったら抗コリン作用のある薬は避けたほうがいいけれど、では「新しいうつ病の薬だったら安全か」というと、そうではありません。

古いタイプの抗うつ剤は「使うな」となりがちですが、古いほうがよく効く人もいる。

この手の精神科的な薬は、飲んで調子がいいのであれば、それがあなたの脳に合っていると考えましょう。逆に、調子が悪いのだったらやめたほうがいい、ということが大原則です。

それと、薬の量がどんどん増えるのはひょっとしたら依存症になっているかもしれない。どんどん増えていくならば、薬を変えてもらったほうがいいでしょう。

運転禁止薬について説明しない医者が多い

運転禁止薬はどういうものかというと、頭をぼんやりさせたり、注意機能を落としたりする副作用のある薬です。それを飲んでいる間は運転してはいけません。

代表的なものが精神安定剤や抗コリン薬です。古いタイプのアレルギーの薬、鼻水止めの薬とかも、飲んでいるときは運転をやめましょうと言われます。

ところが、運転に悪影響を与えるとされている薬は、実は2700種類もあるのです。内閣府が運転禁止薬のリストをつくったので、この2700種類はインターネットで検索すれば、誰でも知ることができます。

それを見ると、実は、運転禁止薬だと知らないで飲んでいたという薬があるはずです。それは医者が説明しないからです。

運転禁止薬のことを、医者が説明しなかったことで犯罪的なことも起こっています。

東池袋自動車死傷事故の飯塚幸三さんが飲んでいただろう薬は、おそらくパーキンソン病の薬でしょう。彼がパーキンソン病だったということは明らかになっています。パーキンソン病の薬は幻覚が出やすい。事故は運転中に幻覚が出て、怖くなってアクセルを踏んでしまったのが事故の原因ではないか、と私は考えています。

運転禁止薬なるものがたくさん出ているのに、医者が説明をしなくて高齢者に運転をさせてしまったのは、私は犯罪的だと思っているわけです。

現在の法体系でいくと、運転禁止薬を飲んで事故を起こしたら、危険運転致死傷罪になります。つまり、薬を飲んでないときに人をはねて殺しても、普通に業務上過失致死傷罪になったり、ならなかったりする。ところがお酒を飲んでいたら、危険運転致死傷罪になる。それと同じように、実は運転禁止薬を飲んで、例えば安定剤を飲んでとか、ちょっとラリって運転していたら、危険運転致死傷罪になるわけです。

ところが厄介なことに医者から処方されている薬で事故を起こしたときに、それが運転禁止薬だった場合でも、本人が知らなかったときは罪に問えません。では、誰が罪に問われるかというと、実は説明しなかった医者です。だから、本来は運転禁止薬を処方するときに医者は絶対、説明しないといけないのです。安定剤を出すにしても、風邪薬を出すにしても、「これを飲んでいる間は運転しないでね」と絶対に言わなくてはいけないわけです。

運転禁止薬の中に目薬もあります。

眼底検査をするときなどに瞳孔を開く目薬を打ちます。そうしたとき、瞳孔が開いているからものすごく眩しい。前方もはっきり見えなくなったりする。もちろん眼科の医者は、「点眼から5時間は運転しないでね」と言います。

でも、もう車で病院に来ているし、ということで運転して事故を起こしたら危険運転致死傷罪になる。そのとき、医者は説明しているはずです。ところがしない医者もいる。薬の副作用を医者は説明しないといけないのに、してないってことが問題なのです。ただ、説明しなかったとしても、事故が起きた後にそれを証明することはできません
それから、運転禁止薬の他に、運転注意薬といわれる薬がありま

す。

血圧の薬とか、血糖値の薬とかは頭がぼんやりすることが起こり得るから、運転注意薬に指定されています。

ところがここで問題なのは、そういう薬を何種類も飲んでいると、意識が朦朧とする可能性が高くなる。だから、運転禁止薬でなくても運転注意薬にされている薬を多剤併用するのも、本当は危ない。

医者から薬もらったら、運転禁止薬は2700種類もあるわけだから、患者も「これは運転して大丈夫ですか」と聞くべきなのです。医者は、いちいち運転禁止薬だと説明すると、もう出す薬がないから、説明しない場合もある。しかしそれは、犯罪的と言えるわけです。

自覚症状のない慢性硬膜下血腫の人が血液をサラサラにする薬を飲むと……

高齢者が特に副作用に対して気をつけるべきは骨粗しょう症、認知症など、加齢症状を改善する薬です。

先にも述べたように、骨粗しょう症の薬は基本的に胃腸障害を起こしやすい。食欲が落ちて、かえって骨がスカスカになる。認知症の薬は判断が難しいところで、ドネペジルという薬はアセチルコリンを脳の中で増やす。それによって脳が活発化するけれども、逆に時々興奮したりする。つまり、脳を元気にすることで頭が冴える人もいれば、活発化しすぎて興奮しやすくなる人もいるのです。

それ以外にも高齢者に危ない薬はあります。精神安定剤とか、血圧の薬や血糖値の薬を高齢者は当たり前のように飲んでいるけれど、高齢者のほうが血圧や血糖値の下げ過ぎの害がひどく出るから危ないのです。

それと高齢者によく出される薬に、血をサラサラにする薬がある。血を滑らかにさせることで脳梗塞とか、心筋梗塞の予防をしようという薬です。確かに脳梗塞や心筋梗塞の予防にはなるけど、ちょっと転んだときに出血がひどくなる。2024年〈令和6年〉3月1日に、漫画家の鳥山明さんが急性硬膜下血腫で亡くなりました。急性硬膜下血腫は頭部への外傷によって数時間のうちに死んでしまうような状態のことを言います。これはかなり珍しいものなので、私も驚きました。続けて2024年〈令和6年〉4月26日には桂由美さんも急性硬膜下血腫でなくなりました。

それよりずっと高齢者に多いのは、慢性硬膜下血腫です。慢性硬膜下血腫は鼻血みたいな出血がだらだらと、脳の硬膜の下で起こります。それがだんだん大きくなって脳を圧迫してくる。そして、いろんな悪い症状が出てきます。

その症状は気づかないことが多くて、だんだんボケてきたりとか、失禁したりして気づくことになる。ＣＴを撮ると慢性硬膜下血腫を起こしていることがわかって、脳にストローみたいな管を入れて血を吸収して治す治療をします。

そんな危険な状態を起こりやすくする原因の一つが、血をサラサラにする薬です。

日本の医者は、血をサラサラにする薬を安易に出し過ぎる。血をサラサラにする薬の中で一番、昔から使われ、比較的安全性が確保されているのはアスピリンです。だから、薬は、アスピリン一種類でいいのに、似たような薬を二種類、三種類処方する医者が多い。

血をサラサラにする薬を何種類も出していると、ちょっと転んだぐらいで血が止まらず、大出血を起こしたりするから危ないわけです。

そんなに起こる病気でない急性硬膜下血腫が多発するのもそのせいかもしれません。

多剤併用は基本的に危険

一般的に多剤併用は、5種類までと6種類以上を比べると、6種類以上の薬を飲んでいる場合の副作用が3割程度増えると言われています。

しかし、私個人は5種類からもう危ないと思っています。4種類までの人が転倒する確率が2割程度に対して、5種類になると4割に増えるというデータもあります。年を取って多剤併用をしていると転倒しやすくなるのです。

転ぶと骨折して、そのまま寝たきりになったり、要介護になったりします。だから、多剤併用が5種類以上になって、転びやすくなるのはかなり危ないのです。そもそも論からいうと、薬0種類の人は3パーセントしか転ばないのに、1種類でも飲んだら15パーセントになる。だから、薬は、減らせば減らすほどいいことになります。

多剤併用の害のもう一つは副作用のリスクがぐっと増えること。

日本では血圧の薬を飲むことによってどれだけ脳卒中が減るか、死亡率を下げるかというような、大規模比較調査が一切ありません。だから、どの薬を飲めばどの程度効くのかもわかっていないし、副作用によってむしろ死亡率が増えている可能性だってあるのです。

日本に大規模比較調査がないので、代わりに海外のデータが使われます。海外のデータでは、この薬で死亡率がこのぐらい下がっているとか、脳卒中になる比率がこのくらいなので、血圧の薬を飲んだほうがいいだろうみたいな判断をしています。ところが海外では、多剤併用を原則やりません。だから、多剤併用したときにどのぐらい悪くなるかがわからないわけです。

副作用の出やすい人、出にくい人は明確にあります。

我々も、どんな薬を出すときでも注意します。例えば認知症の薬であるドネペジルを出すときに、この薬を飲むと気分が悪くなる人がいるとします。しかし胃が慣れてくると、気分が悪くならなくなることとある。そんな場合、「3日続けて気分が悪ければ、もうやめちゃってください」と言って処方します。

経験的に言うと、気分が悪くなって、その薬を出せなくなる人は5パーセント程度です。残りの95パーセントは平気です。だから、どんな薬でも強い人と弱い人はいる。逆に副作用に神経質な人は、院外処方箋で出された薬、一つひとつの薬について、どういう副作用があるのか、書いてあるので、そうすると、全員に出るかのように錯覚してしまうわけです。

全員に副作用が出る薬は極めて少なく、まずありません。でも、誰かに副作用は起きるわけだから、100パーセント安全な薬なんて一つもないわけです。だから、出やすいか、出にくいかは個人差がある。それは飲んでみないとわからないから、自衛のために、調子が悪い場合はさっさと医者に伝えたほうがいいわけです。

第二章
生活習慣病と精神科の病は薬以外で治す

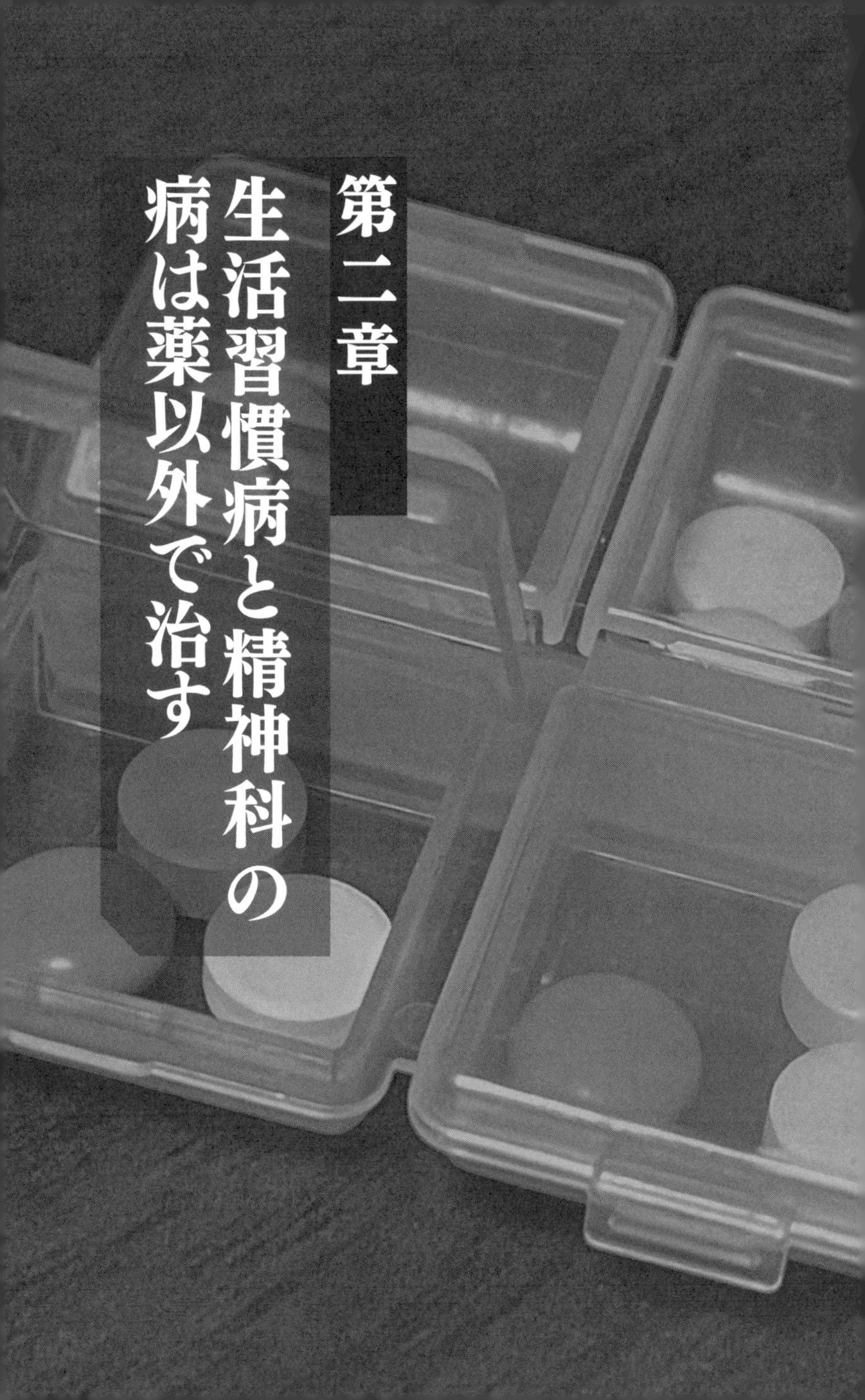

ジェネリックはよくないのか？

ジェネリック（後発医薬品）は、実は薬効成分に関してどんな会社のものでも、原則的に、新薬（先発医薬品）と同じものです。薬を包む錠剤とか、糖衣錠とか、そういう成分がジェネリックと、新薬は違ってきます。大手のジェネリック会社であれば、新薬より吸収しやすくなるような配合にして良くなっている場合もあります。ところが、ジェネリックの会社は大手もあれば、零細の町工場みたいなところもあるわけです。だから、ジェネリックはある程度大きな会社でないと、安全性は確保できないと思っていいかもしれません。

そのジェネリックをどこの会社がつくっているか、は検索して調べられますから調べたほうがいい。大きい会社ほど安全性が高まる、という認識でいいでしょう。

本来、ジェネリックは薬の開発費がかかっていない分だけ安くできる。あるいは、錠剤にするときの配合を変えることによって、飲みやすくなっていることもある。ジェネリックだから絶対危ない、小さな会社だから危ないっていうことではないけれども、いいジェネリックもあれば、危ないジェネリックもあるということは、知っておいたほうがいいです。

ジェネリックは安いので止めたほうがいいとまで言いません。安いということは医療費の負担も減る。しかしながら日本の場合はわざわざジェネリックを使わなくても、医療費は3割負担で済むのでそもそも安いわけです。

もう一つ、ジェネリックは特許が切れている薬です。だから、古い薬である場合が多いわけです。製薬会社からすると、ジェネリックが出るような薬は儲からなくなった商品です。

薬価は毎年下げられる。だから、発売から10年もすると薬価は半分とか3分の1になっている。ここで、よく企業がやる手としては、血圧の薬を飲んでいたとして、その薬が出てくると特許がもう切れて、ジェネリックが出るとします。そうすると、ちょっと改良した薬を新薬にするわけです。そうすると、薬価が5倍ぐらいに上がる。その薬のほうが副作用も少ないし、効果も前より有効だから「これを飲んでくださいね」と言われることが多いわけです。

特に若い医師には、新しい薬のほうがいいと思い込んでいる人がいる。あるいは、通常、そういう新しい改良薬は、大学の教授とかが治験とかでかかわっているから、その研究室に製薬会社から寄付金が出ていたりする。

そうすると、その教授から、「おまえ、新しい薬が出たから、患者にはこれを勧めろ」みたいな号令が出ることがある。その薬を出さないと、「おまえ、古い薬ばっかり出して、そんな不勉強なやつはうちの大学に戻ってくる必要ない」みたいなプレッシャーがかかって、古い薬を出し続ける医師をイジメたりする。患者さんは値段が高くなるけれど、医者からは改良薬を勧められることになる。

副作用が出るか出ないかは、飲まない限りわかりません。

そうすると、今、この血圧の薬を5年飲んでいる、10年飲んでいるとなって、全く副作用が出ないのだったら、新しい薬に変える必要はないはずです。つまり、新しい薬に変えたほうが副作用の出る可能性が高くなるのです。

だから、薬を変える必要がないのに、新しい薬が出たから「こっちのほうが絶対いいです」みたいなことを言って、薬を変えさせる医師は信用しないほうがいいでしょう。今の薬は効かないとか、今の薬を飲んでいると調子が悪いという以外に、新しい薬が出たからという理由で、薬を変えさせるのだったら、その医者は、教授に忖度している可能性があるわけです。

多くの教授たちは製薬会社から利権を得ています。だから、新しい薬を自分の医局員とか、派遣されている医者に「この薬を処方しろ」と脅すわけです。

ジェネリックに関しては、薬価が安いジェネリックのほうがいいという考えは間違っていません。成分が変わらないのだからジェネリックに変えていいと思いますが、ジェネリックにする場合は、大きい会社かどうか確認することと、新薬に変えられる場合は、改良型の高い薬に変えられることがあるから気をつけましょう。

医師に対する教育が悪いから たくさん薬を出している

薬が院外処方になった理由を説明しましょう。

昔は、医者が薬を出せば出すほど、病院が儲かるという仕組みでした。厚生労働省は、医者や病院は「患者に必要のない薬をたくさん出しているのではないか？」と、疑ったわけです。

だから院外処方にして、医者や病院が薬で儲けられないように仕組みを変更したわけです。しかし結果的には、薬は全然減りませんでした。医者は金儲けのためにたくさん薬を出しているわけではなく、教育が悪いからたくさん薬を出しているのが現実だったわけです。医者たちが前述のように生活習慣病の薬などには副作用がないと考え、多剤併用の危険性をわかっていなかったことが、薬が減らない理由でした。

どうして薬が増えるのかと言うと、現在の専門分化型医療が挙げられます。例えば臓器別診療で循環器内科と呼吸器内科と消化器内科の医師が、一つの科ごとに薬を3種類出したら合計で9種類の多剤併用になってしまう。そんな処方をしているから薬は減らないし、院外処方の薬局ばかりが儲かってしまうわけです。

図2は薬の数が1種類から3種類、4種類から5種類、6種類から7種類での薬剤有害事象に関してのデータです。転倒は3種類から7種類になると倍ぐらいに増えています。注目したいのは0種類のときは3パーセント程度しか転倒しないのに、1種類から2種類で15パーセントも転倒している。これが5種類から6種類になると、なんと40パーセントが転倒している。この図からわかることは、薬

図２

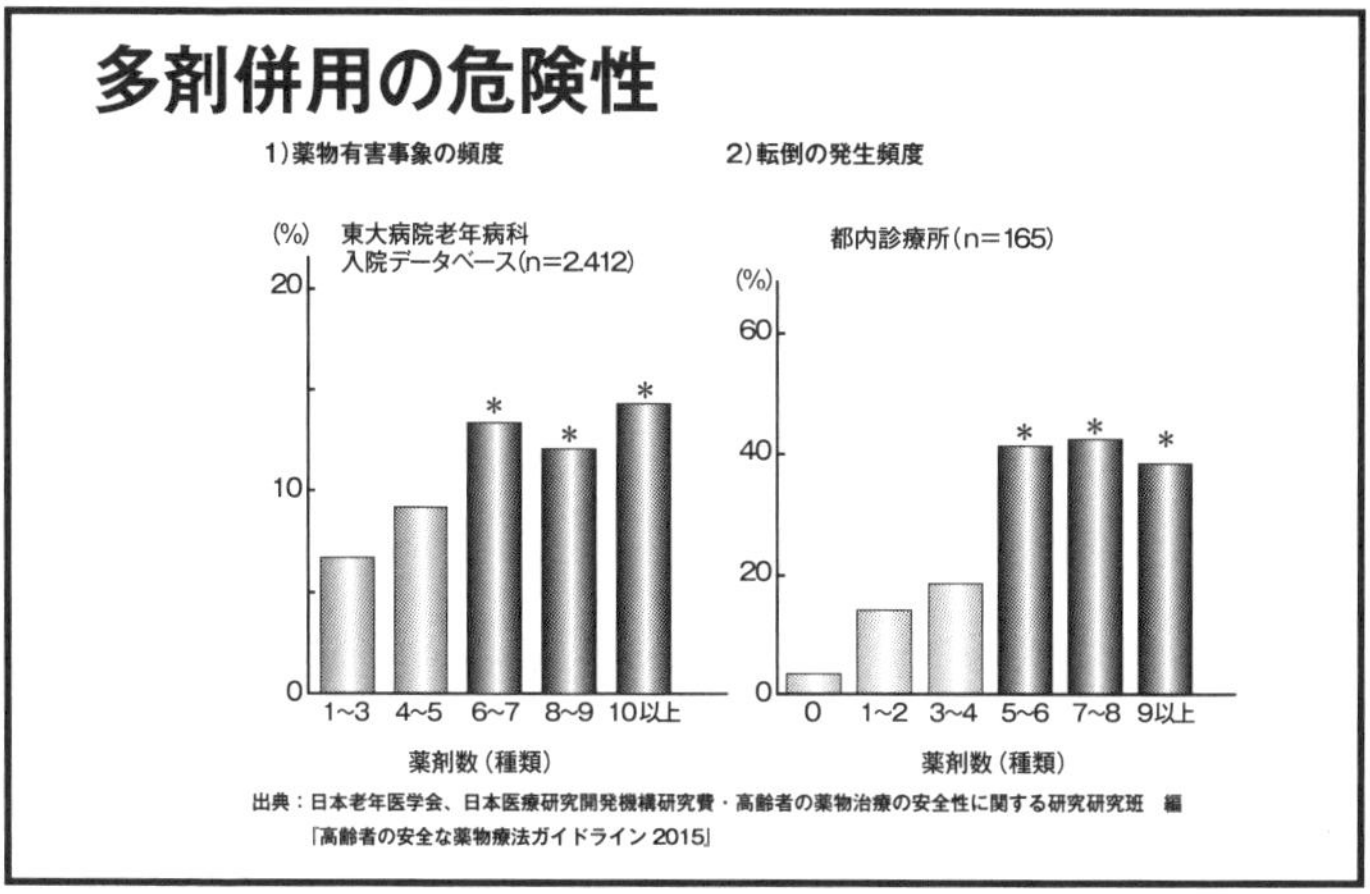

は少なければ少ないほどいいということです。

薬はなるべく減らして、飲まないほうがいい。例えば、血圧ならば動脈硬化が軽ければ、自分の努力次第で下げられる。塩分を控えるだとか、運動をするとかで血圧が下がることはあり得ます。

動脈硬化が進んでいる場合は、どうしても血圧はなかなか下がらないことが多いけれど、日本だと血圧が１３５より高い場合は「下げろ」と言われる。ところが、そもそも論として、私のかつて勤務していた病院での追跡比較調査データを見た限りでは、血圧が130の人も血圧が150の人も死亡率は変わりませんでした。

血圧はある程度高いほうが頭は冴えたりするわけだから、本当に医者の言うとおりに130までに下げなきゃいけないかどうかはわからないわけです。

動脈硬化というのは血管の壁が厚くなり、血液の通る腔《こう》が狭くなるので、血圧が上がるのは適応現象かもしれないのです。そのほうが例えば、脳に酸素がたくさん送られるからです。

いずれにせよ、日本の場合、血圧に関しては大規模比較調査をやっていないから、本当に血圧を下げると長生きできるかとか、死亡率が減るのかはわかっていません。もちろん運動とか食生活の改善とかで血圧を下げるのはいいのでしょうが、そもそも血圧はどこまで下げるのがいいのかもわかっていないのです。

首の長いキリンという動物がいます。キリンの血圧は250から300ぐらい。なぜかというと、長い首を通って脳に血を届けさせるためには、血圧はそれくらい必要なのです。血圧が300だからと言って、キリンが脳卒中で死んでいるわけではない。要するにキリンの血管はそれだけ丈夫だということです。

日本人についてもそうで、日本人が肉を食べるようになってから、昔と比べて脳出血が大幅に減っているわけです。だから血圧が高いことが原因で脳卒中が怖いのであれば、血圧を下げる方法の他に、血管を丈夫にする方法があるわけです。血管を丈夫にするためには、タンパク質やコレステロールを採りましょうということになります。

塩分を控えて血圧を下げようとする人は多いのですが、年を取るほどナトリウム不足になり、低ナトリウム血症を起こして意識障害や痙攣を起こしたりすることも多いのです。利尿剤の副作用でナトリウム不足になるので、血圧を下げようとして塩分を控えるのは危険なわけです。

血圧の薬に関して言えば、ある程度、正常まで下げようとすると薬がどうしても増える。正常よりちょっと高めで十分と考えたほうがいいでしょう。昔は「血圧は年齢＋90以下」と言われていました。経験的に言うと昔の基準のほうが妥当だと思います。

経験則的に「年齢＋90」が妥当なのに、日本は血圧の基準が135以下とやたらと厳しい。それは製薬会社の金儲けのため、という可能性があるわけです。

日本人が血圧に関して敏感でナーバスなのは、1951年から1980年まで死因のトップが脳卒中だったからでしょう。だから、血圧が高いと脳卒中になると、恐怖を抱いている人が多いわけです。だけれども、現在調べてみると、脳出血より脳梗塞が圧倒的に多い。血圧が高いせいで血管が破れているのではなく、逆に血圧が低過ぎて血が通りにくくなって血管が詰まってしまう、ということだってあるのです。

生活習慣を正せば薬は要らない

糖尿病も同じです。現在、ヘモグロビンＡ１ｃは６未満が正常とされています。ところが、ＡＣＣＯＲＤ試験と呼ばれる有名な大規模比較研究だと、一番、死亡率が低いのは７から７・９でした。６未満に下げると明らかに死亡率が高くなるので、この追跡調査は３

年半で打ち切られたのです。

それなのに日本では、いまだに正常値にまで下げようとする医者がたくさんいます。血圧が低いとフラフラする。血糖値が低くて、低血糖になると意識が朦朧とすることがある。それが運転するときに起こったら、めちゃくちゃ危ないわけです。だから、血糖値を下げ過ぎないことは、とても大事なことなのです。この試験によるとこのような重症レベルの低血糖が、6未満まで下げる強化治療だと16・2％の人に起こります。7〜7・9の人でさえ、5・1％以上の人に重症低血糖が起こっているのです。私がヘモグロビンA1cを9〜10％で維持しているのは、普段自動車を運転するから、生存率は低くなっても低血糖を起こさないレベルにしているためです。少なくとも、車を運転する人には、薬やインスリンで血糖値を下げるのがいかに危険かもわかるでしょう。

ヘモグロビンＡ１ｃ８％くらいを目標にするなら、糖尿病については、生活習慣が原因である２型糖尿病なら薬はやめられることが多いでしょう。

糖尿病１型はインスリンが出なくなる病気だから、インスリンを足さないといけない。２型糖尿病は肥満、その他の理由でインスリンのレセプターが機能不全になっている状態が主なので、運動や食生活を改善して良くなることが多い。

私個人も一時期は６００あった血糖値が、歩いただけで３００に下がりました。まずは生活習慣を改善すべきなのです。先ほど伝えた、血圧が高いから塩分を控えたら低ナトリウム血症が起こるのと同じで、糖尿病だからといって食べる量を減らすと、高齢者ほど低栄養の害が強くなるので、かえって自分の老化を早めることになります。

血糖値は医者が言っている数値よりも少なくともやや高めにしておかないと、低血糖がほぼ確実に起こります。運転の害だけでなく、それが脳などにダメージを与えると考えられています。運動したほうが食べ物を減らすよりも、よほどいいわけです。

そして、骨粗しょう症の薬は継続処方されやすい薬です。長期服用している場合は一度、見直したほうがいいかもしれません。

服用していれば、多少は効いていると思うけれど、初期段階で3割程度の人が胃腸障害になります。胃腸障害によって食欲を落としたり、気分が悪くなったりしたら、即やめたほうがいいのです。食べ物からのカルシウムが不足するとかえって骨がスカスカになるからです。

それともう一つ、骨粗しょう症は骨をちゃんと使わないといけないし、カルシウムをきちんと採らないといけない。だから、一番いいのは牛乳です。薬だけでなく、栄養と一緒に摂らないと意味がありません。それと運動をして骨に刺激を与えることです。

意外に骨粗しょう症に効くのは、薬よりも女性ホルモンだと私は思っています。現に、ホルモン補充治療を受けたほうが骨粗しょう症になりにくかったり、改善したりするし、肌もきれいになる。さらに気持ちが若返るので、女性ホルモンの補充はおすすめです。

うつ病の薬は補助的なもの

うつ病の薬は8割の人に無意味で、睡眠や運動で体調を整えて、減薬にチャレンジみたいなことがよく言われています。そこまでは私は言い切りませんが、うつ病は本当にセロトニンの不足で起こっているのかというと、ひょっとしたらそれが原因ではないという説があります。

うつ病の本質的な治療はカウンセリングでしょう。ところが日本の場合、カウンセリングができる医者があまりに少ないので、代わりに薬で対応しているのが現状です。

薬よりもカウンセリング、それは本当です。かくあるべし思考だとか、二分割思考だとか、ものの見方が歪んでいるからうつ病になる。だから、その歪みを治すほうが本質なのです。

薬でうつ病を治す考え方は、セロトニンが足りないと神経栄養因子が減るので神経が弱くなる。だから、セロトニンを足しましょうということです。そうすれば神経栄養因子が戻るというモデルです。

では、このセロトニン不足はどうして起こるのかというと、私に言わせればコンピューターでいうソフトのバグ。つまり、かくある

うつ病を克服する９つの思考パターン

①「そうかもしれない思考」
②「人は人、自分は自分思考」
③「やってみなければわからない思考」
④「合格点主義思考」
⑤「あれもこれも思考」
⑥「最後にできればいいや思考」
⑦「ちゃんと調べる思考」
⑧「答えは常に変わっていく思考」
⑨「今がどうか思考」

べし思考の人が、その通りにならなくなったときに急に不安感だとか、自分はダメな人間だとか、自己否定感だとかが急に強まって、セロトニンの脳内での分泌が急に減ってうつ病になってしまう。だから、このバグを直してやらないことには、セロトニンを足したところで再発するわけです。

風邪薬も同じです。実は風邪薬は風邪自体を治すものじゃなくて、鼻水を止めたり、咳を止めたり、熱を冷ましたりする薬です。では、どうして風邪薬を飲むのかというと、風邪薬を飲むことによって体が楽になる。そうすると、食欲が出てきて自然回復力によって治る。うつ病も同じで、セロトニンを足したり、不眠を改善したりすると少し楽になる。楽になった状態で、あとは自分で物の見方を変えたりするのが本質であって、セロトニンが増える薬というのは本質的な治療ではなくて、鼻水を止めたり、咳止めたり、熱を冷ましたりするのと同じだと私は考えています。

風邪を本当に治したければ風邪のウイルスを殺さないといけない。でも、風邪のウイルスを殺す薬がないから自分の免疫力でやっつける。うつ病だって、最終的には自分のソフトを治さないといけないのです。

だから、補助的にうつ病の薬を使うとか、眠れるようにしてあげるということは大事かもしれないけれど、あくまでも補助的なものであるという自覚は必要で、カウンセリングなどの方法で、ものの見方を変えていかないといけません。

精神科系の病気は、薬以外で治す

ＳＳＲＩやＳＮＲＩは４～６割ぐらいの人にしか効きません。だから、ちょっと試してみて効かなかったら飲まないほうがいいのです。

お年寄りの場合はセロトニンが減っていることが多いから、割と効きますが、若い人には効かないと言われています。若い人は薬を使うより、カウンセリングというのがうつ病の治療の原則になっているし、うつ病学会も、厚生労働省もそう言っています。

不眠症はハルシオンやデパスなどの依存性が強い薬の長期服用で、認知症リスクが上昇します。

精神安定剤系の睡眠剤は依存症のリスクがとても高い。あと、だんだん薬の量が増えることもあるので、認知症にまでなるのは少数ですが、ずっと脳がぼんやりした状態だから脳の老化を促進するということになります。

もう一つは睡眠外来とか、眠りの質とかが注目されていますが、基本的には私たちが不眠症の患者さんにカウンセリングするときは、「眠れないことを気にすると、余計に眠れなくなるから、もう眠れなかったら、昼寝すりゃいいとか、そういうふうに思ったほうがいいですよ」と言っています。特にお年寄りには、「あなた、もう仕事がないのですから、いつ寝てもいいんじゃないですか」みたいなことを言うわけです。

不眠症は眠れないことを気にすることで悪くなることが多い病気だから、なるべく薬に頼らないほうがいい。あと、昼間、日に当たる暮らしをすると、夜にメラトニンが出てくるから、不眠にいいとされています。眠れなくなって死んだ人はいません。眠れないことを気にする人が多過ぎるのです。

眠れないことを気にしてもいいことはありません。

認知症の薬は、怒りっぽくなったり、ふらつきが生じたりしたら、すぐに薬をやめましょう。

認知症の薬はアセチルコリンという神経伝達物質を増やすので、人によっては記憶力などを改善したり、進行を遅らせるのだけれど、神経伝達物質を正常より増やしているから、怒りっぽくなることがあるのです。どんな薬でもそうだけれど、副作用が出たらやめようという発想は大切です。

認知症の薬はまったく効かないかというと、多少は意欲的になったりします。怒りっぽくなる人もいるし、意欲的になる人もいるわけです。頭を使ってなくても使っているように伝達物質が回るから、いわゆる、脳の老化予防に多少は役に立っている実感はあります。

認知症の進行を少しでも遅らせる方法は、今の医学では薬で伝達物質を増やすか、実際にデイサービスみたいな所に行って頭を使うか。どっちかしかない。デイサービスでなくても、会話をするとか、頭を使う行動をすることで遅らせることはできます。

認知症薬のメマリーも効果があるのは半年だけとされています。それと、最近はレカネマブというのもありますが、あれもアミロイドが溜まるのを止めるわけではなく、減らすだけです。だから、結果的に言えば、脳の老化は進みます。保険適用も1年半です。だから、この手の認知症薬は結論からいうと、お金を払い続けられない限りは、あんまり意味がないでしょう。また一部の認知症の人しか保険適応はされません。

認知症の進行予防で一番は、とにかく頭を使うことです。薬ではありません。

カウンセリングでは生活できない医療保険制度は間違っている

高齢者よりも、若い現役世代に多いのですが、精神科の薬でボロボロになって満足な日常生活を送れなくなっている人たちがいます。

そうなってしまう大きな理由は依存です。正直なところ、安定剤とか、睡眠薬はアルコールと似たような作用があるので依存症になりやすい。特に摂取量が増えると、その効果が切れたらイライラして不安でいてもたってもいられなくなったりする。自分でもわからない間に、依存症になってボロボロになっているわけです。

精神科の薬の中で抗うつ剤は、脳の中のセロトニンを増やしてくれるのですが、実は覚醒剤と似たところもあるとも言えます。覚醒剤は脳の中のドーパミンを急激に増やして、頭が冴えたり、気持ちがすかっと明るくなったりする作用がある。それと同じでセロトニンを脳内で増やすことでもいろいろなことが起こる可能性がありま す。実際、池田小学校事件や秋葉原の通り魔事件ではこの薬を使っていたことが確認されています。

覚醒剤の場合は、それがどんどんエスカレートしていくと、幻覚や妄想が見える。エスカレートしなかった人でも覚醒剤が切れると、逆に通常よりドーパミンが足りないみたいな感じになって、不安感とか、イライラ感が強くなる。

セロトニンが十分足りているときはすごく頭の調子がいいけれど、それが切れてくると、イライラ感や不安感に襲われる。だから精神科の薬は覚醒剤依存みたいなことが起こってしまうわけです。そういう薬を生活が荒れている人が使いだすと、その薬があったらハッピー、なければボロボロみたいな状態になってしまい、生活の中心が薬になってしまうわけです。

そういう恐ろしい副作用があったとしても、医師が処方するのは、もうそれしか手段がないからです。

結局、日本に大学の医学部が82もあるのに、私たちみたいにカウンセリングを専門にしている精神科医とか、留学してカウンセリングを習ってきた医師は主任教授に一人もいない。だから、見様見真似でカウンセリングして症状を良くしてくれる医者や、とてもセンスがよくて自己流のカウンセリングのうまい医者はたまにいるけれど、ちゃんとトレーニングを受けてないから、通常の精神科医にはやっぱり難しい。あと、保険の点数でも5分間話を聞いても、30分間聞いても、報酬が同じだから薬に頼ってしまうわけです。

カウンセリングの技法の中でほぼ万人に効くものに、相手の話を共感的に聞くことがあります。自分がどんなに惨めだとか、どんなにツライかというのを相手の身になって聞いてあげる。

患者はこれまでまわりに聞いてくれる人とか、ちゃんとした考えの人がいないことが多いから、精神科医などが話を聞いてもらうだけでちょっと心が落ち着きます。

もう一つの技法には物の見方を変える作用があって、「私はもう失恋したから一生、立ち直れない」とか「私はもう人間のクズだ」

とか思い込んでいる人に、他にもいろんな可能性があることを少しずつ気づかせて考え方を柔軟にしていく。そういう認知療法がカウンセリングの目的になります。

共感的に相手の話を聞くことは、誰でもできそうなことだけれど、医者がやらないのは、お金にならないし、面倒くさいからでしょう。共感的に話を聞くのは、とても2、3分では終わらないわけです。時間がかかるので着手する医者は少ない。

お金にならないからやらないで、薬で解決するのは今の医療保険制度の問題だとも言えます。

保険適応の通院精神療法で医療機関に入るのは3300円。5分聞いても3300円で、30分聞いていても3300円です。頑張っても1時間に2人くらいしか患者さんを診られないと、処方箋料と、通院精神療法の点数と再診料と合わせて5000円弱くらい。1時間1万円の売り上げなんですよ。

田舎だったらなんとかなるかもしれないけれど、都会で8時間の売り上げが8万円だと、月25日勤務でも200万円程度の売上にしかなりません。そこから家賃を出して、看護師さんの人件費を出していたら、経営が成り立たない。だから、効果があるとわかっていてもカウンセリングはやらないで薬に頼る。

私は、そういう選択を誘発している今の医療保険制度が間違っていると思っています。

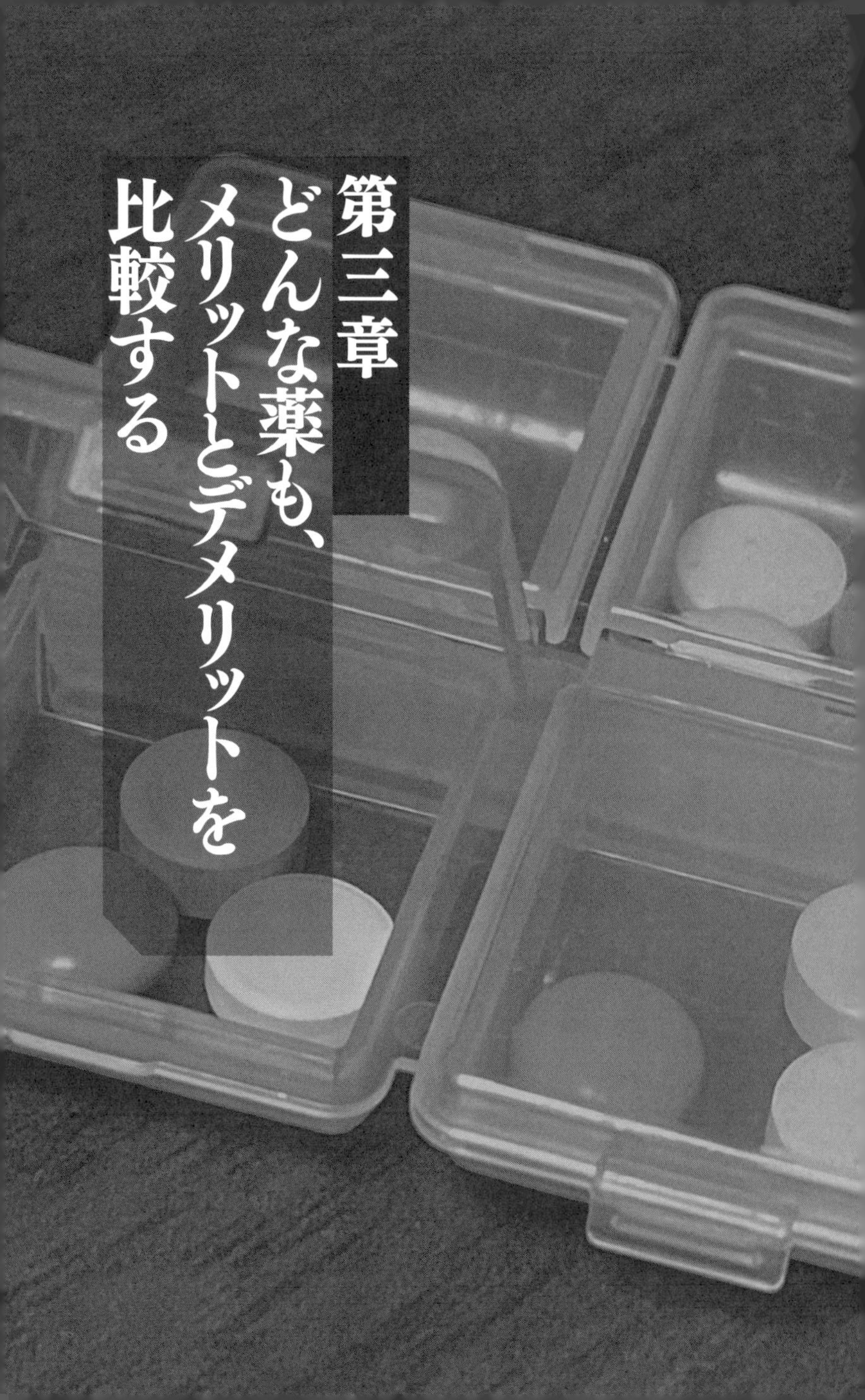

第三章 どんな薬も、メリットとデメリットを比較する

飲み続けると危ない薬

飲み続けると危険な薬に関して話していきましょう。

血糖値降下剤スルホニル尿素（SU）薬

まずは血糖値降下剤スルホニル尿素剤（SU）薬について説明します。

これは、膵臓《すいぞう》に無理矢理に「インスリンを出せ」という命令を出す薬です。

その命令を続けていると、膵臓が弱ってしまうことがリスクの一つ。それと、インスリンをたくさん出させる薬なので低血糖を起こしやすいというリスクもあります。SU剤に限らず、高齢者の血糖値を降下させるためにインスリンも使われますが、当然低血糖を起こしやすくなります。

糖尿病は「血糖値が上がる病気」と、みんな勘違いしています。血糖値が上がるのではなく、動く病気なのです。高くなりすぎるだけでなく、低くなりすぎたりします。

糖尿病がない人が低血糖の発作を起こすことは、まずありません。ところが糖尿病のある人は、低血糖の発作を時々起こします。発作が起こると、頭が朦朧としてくるし、すごく苦しい状態になります。テレビや映画で、低血糖の発作を起こして角砂糖を舐めて治るみたいなシーンがあるでしょう。あれがもう一つの糖尿病の姿です。血糖値が下がった状態はとても苦しい状態で、最悪のケースが、車の運転中に血糖値が下がった場合で、重大な事故を起こしかねません。

そもそも論として糖尿病には1型糖尿病と2型糖尿病がありま す。

1型糖尿病はインスリンが出なくなる病気なのでSU薬は使えません。つまり、膵臓にSU薬を使っても、膵臓がそもそも機能していなかったり、いろいろな理由でインスリンが出なくなっているわけだから、治療に薬は使いません。その代わりにインスリンを足すわけです。

2型糖尿病はインスリンが出にくくなっている、もしくはインスリンの効きが悪くなっている状態です。仮にインスリンがちゃんと出ている人でも、インスリンがレセプターに働かないと血糖値は下がりません。そのレセプターがバカになった状態なのです。

そうすると、インスリンを足したり増やしたりしてもあまり良くなりません。インスリンを多めに使えばバカになっているレセプターでも反応するので血糖値は下がるのですが、インスリンを足したり増やしたりすると、さらにレセプターがバカになることもあります。

だから、SU剤にしても、インスリンを足すにしても、2型の人の場合はどんどん量が増えていきます。それだけではなく、体が太ってまたレセプターの調子が悪くなるみたいなことが起こりやすいわけです。

2型には2型のやり方があって、アクトスとか、チアゾリジン薬とか、その他いろいろな2型用の薬が最近、次々に開発・発売されています。2型用の薬はレセプターの調子を良くすることがあるので、2型の糖尿病の薬を使うわけです。

しかしながら、どの薬を使うにしても、2型の薬は基本的に低血糖の発作を起こし得ます。

糖尿病で血糖値を下げ過ぎる害というのは大変に大きく、低血糖を起こすと、例えば車の運転に支障が出るし、脳にも相当なダメージがあります。私が以前勤務していた高齢者専門の総合病院、浴風会病院では、高齢者に糖尿病の積極治療をすると認知症になると言われていました。

ですから、血糖値降下剤スルホニル尿素剤（ＳＵ）薬は、飲み続けると危険というより、量を減らして血糖値をやや高めでコントロールしたほうが安全なのです。

コレステロール低下薬のスタチン系

コレステロール低下薬のスタチン系も飲み続けると危険でしょう。

コレステロールは外から取るものより、自分の体でつくるものが5分の4という説が有力です。コレステロールを自分の体でつくることをできにくくしてしまうのが、このスタチン系と呼ばれる薬です。コレステロールの摂取を控えるよりはるかに有効な効果があるのは、このためです。

スタチン系の有名な副作用には横紋筋融解があります。これは筋肉が溶ける深刻な副作用です。横紋筋融解がそれほど酷くなかったとしても、筋肉がダメージを受けて、体中が痛くなったりします。年を取って筋肉が弱っているのに、さらに筋肉がボロボロになってしまうのは、もう非常に危険です。

それと、アメリカの大規模調査によると、コレステロールが高いと、40代、50代の人は死亡率が高くなるというデータもありますが、60代以降はコレステロールを下げたほうが死亡率は上がります。死亡率が上がることをわざわざすることほど、バカなことはありません。これは心筋梗塞で死ぬ人が多いアメリカのデータなので、がんが多い日本だともっとコレステロール値が高いほうがいいはずです。

コレステロールは本来、下げてはいけないのです。

先日の小林製薬のコルステヘルプも、腎機能障害が起こったわけですが、それ以外の害も考えないといけません。コレステロールを下げることで免疫力は落ちるし、うつ病にもなりやすくなる。さらに男性ホルモンも減って、女性ホルモンも減る。要するに老化が早まるのです。コレステロールは神経細胞の材料なので、減らすと認知症になりやすくなるという指摘もあります。

とにかく、コレステロールを下げると、ロクなことがないのです。

現在、コレステロール低下薬は、高齢者や閉経後の女性に過剰処方されています。実は、閉経後の女性の体は、女性ホルモンが減ると、コレステロールをたくさんつくってしまいます。つまり、コレステロールが増えるのは自然なことなのに、それを薬で下げようとするのは、バカな医者がやることです。

もともと女性は男性と比べると、心筋梗塞で死ぬ人は半分もいません。だから、コレステロールを下げる意味がほとんどないわけです。

意味がないのにコレステロール値が高いからとたくさん薬を処方しているのです。さらに高齢者にとって、コレステロールが高めになるのはいいことなのに、それをわざわざ薬で下げている。高齢者にコレステロール低下薬を1錠でも出していれば、もうその時点で過剰処方だと言えます。

中性脂肪降下薬、フィブラート系ＥＰＡ製剤

血栓を防ぐ中性脂肪降下薬、フィブラート系ＥＰＡ製剤も非常に危険です。

血栓を防ぐために、血をサラサラにさせます。そうなると、転んだときに出血が酷くなります。ＥＰＡそのものは魚の油だから危険はないけれども、そもそも、中性脂肪は高めのほうが長生きをしているというデータが最近は増えているので、わざわざ中性脂肪を下げる必要はありません。

中性脂肪が高いほうが免疫力は高いのです。中性脂肪が低くなると、肌の張りとかもなくなる可能性があって、中性脂肪を薬で下げるのは意味がありません。

中性脂肪は、生活改善で下がりやすい。酒をやめたり歩くことを

増やしたりしたら下がります。それなのに、薬を使うのは望ましくないのです。

睡眠薬、抗不安薬、ベンゾジアゼピン系

睡眠薬、抗不安薬、ベンゾジアゼピン系は、何度も言うように依存性が高い。あと耐性が起きやすい。

長く続けて飲んでいると、1錠飲んで眠れていた人とか、1錠飲んで不安が収まっていた人が、2錠、3錠とだんだんと飲む量を増やさないと効かなくなってきます。依存性が高くて、耐性が起きやすい薬はあまり望ましくありません。

本当につらいときだけ頓服で飲むならいいのですが、長期連用はしないほうがいいのです。これらは脳に効く薬ですから、当然記憶力は落ちます。だから、認知症と誤診されやすい状態になります。

もう一つ、これらの精神科薬は筋弛緩作用があります。飲んでいると足がふらふらして、それで転んでしまうことが多いわけです。繰り返しますが、70歳を過ぎて、一番気をつけなくてはならないのは、転倒なのです。

骨粗しょう症治療薬、ビスホスホネート製剤

骨粗しょう症治療薬、ビスホスホネート製剤は、骨折リスクが増えることもありますし、骨の壊死が起こるという大きな問題があります。

活性型ビタミンＤ３製剤とか、昔のタイプの骨粗しょう症治療薬は胃腸障害になることが非常に多く、また、食欲が落ちてかえって骨が脆くなるという本末転倒なことが起こりがちですビスホスホネート製剤使用中に抜歯やインプラントなどの外科的処置を行うと

顎骨壊死を生じる可能性が高くなります。顎骨壊死とは、あごの骨の組織や細胞に炎症が生じ、壊死する病気です。主な症状は、口の中の痛み、腫れ、歯がぐらぐらする、膿が出る、骨露出です。虫歯や歯周病のある人は、特に注意が必要になります。

解熱鎮痛剤、非ステロイド性抗炎症薬

解熱鎮痛剤、非ステロイド性抗炎症薬は、頓服薬として出されることが多く、頓服として飲むのは、それほど悪いことではありません。熱や痛みがつらい場合は、薬を我慢する必要は全くありません。

血圧の薬のように、毎日飲んでいる薬のほうが害も多く、熱や痛みがつらいときに、たまに飲むことは、それほど悪いことはありません。

しかしながら、痛みなら痛みが確実に抑えられるので、腰痛持ち

の人が毎日飲んだりしているケースもあります。この手の薬を毎日飲んでいると、胃腸や腎機能に相当なダメージがきます。

さらに、薬物依存も起こりやすい。マイケル・ジャクソンは鎮痛剤の依存症で死んだとまで言われていて、そういう怖さがあることは覚えておきましょう。

胃腸薬、プロトンポンプ阻害薬（ＰＰＩ）

胃腸薬、プロトンポンプ阻害薬は非常によく効く、胃潰瘍や食道、逆流性食道炎の薬です。本当は8週間までしか使ってはいけないのですが、だらだらと処方し続ける医者がたくさんいます。

飲んでいると胃腸の調子はいいのですが、栄養素の吸収が阻害され、骨折のリスクが高まります。

最近は胃腸薬としてＰＰＩが、薬価も高くてよく使われていますが、H2ブロッカーは、それ以前にポピュラーだった薬です。H2ブロッカーは胃潰瘍に大変によく効きますが、せん妄が非常に起こりやすい。それと、頭がぼんやりしやすい。高齢者にはとても危険です。

便秘薬、アントラキノン系

便秘薬全般に言えることですが、飲んでいると排泄は順調にできるけれども、効きがだんだんと薄まって量を多く飲まなくてはいけなくなります。増量しやすいのです。

便は毎日出ないと気にする人が多いから、つい連続的に使ってしまいますが、そうすると腸の機能が余計落ちるのです。それと、便秘薬は便を出すために、わざと下痢っぽくすることがあり、下痢が起こると低カリウム血症が起こります。便秘薬にはそういう危険があります。

抗うつ剤、ベンゾジアゼピン

抗うつ剤、ベンゾジアゼピンはもちろん体に良くはありません。三環系抗うつ剤は古いタイプの抗うつ剤だから、確かに抗コリン作用があります。抗コリン作用には、便秘とか、口が渇くとか、めまいが起こるとか、眠気が起こるとか、注意力が落ちて認知機能が落ちるとか、そういう副作用が起こります。

私も副作用も多いから三環系はあまり使いません。ただ、うつ病というのは、不思議でＳＳＲＩという新しい薬をドリームドラッグのように売っていますが、新しい薬はあまり効かなくて、三環系抗うつ剤が効く人もいる。そういう人には、三環系抗うつ剤を使います。

目的はうつ病を治すことですから、副作用を気にする前に、効いているか効いてないかを確認することが大切なのです。

スルピリド

スルピリドは統合失調症、うつ病および胃潰瘍、十二指腸潰瘍の治療薬として承認されています。しかし、パーキンソン症状という深刻な副作用が起こりやすい薬です。

高齢者向けの薬の多くでパーキンソン症状が起きやすいのは事実で、スルピリドに限ったことではありません。ただ、スルピリドは食欲がない人の食欲を出してくれる古いタイプの薬で、食欲が落ちている高齢者のうつ病には比較的よく使われる薬です。食欲とパーキンソン症状という副作用のどっちを取るかということです。

こういうことはよくあって、例えば抗精神病薬みたいに幻覚が出ているとか大声を出す人とかに抗精神病薬を出すと、パーキンソン病が起きやすい。これは脳内のドーパミンをブロックするからです。家族からすると、大声を出して幻覚が出る状態か、大人しくなる代わりにパーキンソン症状に苦しむのか、みたいな選択が生じてくるわけです。スルピルドのような薬は医者もわかって使っているので、高齢者に深刻な副作用が起こっても、医者が悪いわけではありません。いずれにせよ、すべての薬はプラスマイナスがあって、どっちを選ぶかという考え方になります。もちろん、医者がメリットだけでなく、デメリットを伝えてくれないようなら問題はありますが。

逆に言えば、パーキンソン病の薬はスルピリドとか抗精神病薬と逆で、脳の中のドーパミンを増やしてコリンを抑える。それによって体の動きは良くなるけれども、せん妄が起きやすい。先ほども言いましたが、東池袋暴走事故で運転をしていた87歳の老人は、パーキンソン病の薬を飲んでいたので、おそらくせん妄が起こり、幻覚妄想が見えているなかでアクセルを踏み続けた可能性が高いわけです。その運転者は体の動きを良くするために、「幻覚妄想の副作用を選んで、取り返しのつかない事故を起こした」とも言えるのです。

ステロイド

ステロイドは、これも痛しかゆしで、ステロイドを飲んで元気になる人はたくさんいます。しかし、副作用として消化器潰瘍になる人も多いし、呼吸不全も起こしやすい。あと、せん妄をすごく起こしやすい薬なので、どっちを取るかという話になります。

この手の強い副作用のある薬——少なくとも本書で書かれている薬は、すべてメリットとデメリットのどっちを取るかという考え方になるのです。

利尿剤

私は心不全があるので、利尿剤を飲んでいます。利尿剤を飲むと当然低ナトリウム血症が起こりやすいし、腎機能低下も起こりやすいし、立ちくらみも起こりやすい。けれども、私の場合は利尿剤を飲まないと息切れがひどくて、ちょっと歩いただけで息切れするから飲んでいるわけです。

利尿剤は、脱水が起こりやすい。利尿剤を飲んだときは、水分を十分取るとかいろいろな方法で対応が必要です。だから、薬を飲むことによって心不全の症状を抑えることを選ぶのか。副作用として大変な頻尿になることを選ぶのか、の選択なのです。私にしても頻尿はつらいのですが、心不全の症状はもっとつらいので、この薬を飲んでいます。慢性的に喉も渇くし、立ちくらみまではいかないけど、貧血みたいな症状も起こります。

要するに、医者に言われたまま飲むのではなく、体調とか副作用とかを自分で意識しながら飲むことが必要なのです。

抗血栓薬・抗凝固薬

いわゆる血をサラサラにさせる薬といわれるものです。血が固まりにくくなるので、血栓や塞栓ができるのを防ぎ、脳梗塞や心筋梗塞の予防に使われるのですが、その代わり、出血した際に血が止まりにくくなります。頭を打ってけがをした際に、血が止まりにくいと慢性硬膜下血腫になりやすいですし、もっとひどい場合は、急性硬膜下血腫で死ぬこともあるのです。

降圧剤

血圧の薬全般についての話ですが、すべての人は高齢になるほど、動脈の壁が厚くなります。だから、血圧を下げるとフラフラする人が増えてきます。

私は自分の心不全の嫌な症状が取れるから利尿剤を飲んでいますが、血圧の数字だけを下げるために血圧の薬を飲んでいると、頭がフラフラして転ぶ原因となったり、車の運転中に立ちくらみが起こったり、かなり危ないことがあります。血圧の薬の副作用というより、その本来の作用が害になることがあるわけです。なので、私も血圧は下げ過ぎないように170くらいになるように調節をしながら薬を飲んでいます。

刺激性下剤・緩下剤

便秘の薬のうち、刺激性下剤は腸を刺激して腸を激しく動かす薬です。長期間使用すると大腸がその刺激にだんだん反応しなくなってしまい、かえって便秘になってしまう危険があります。緩下剤は、腸の内容物に水分を吸収させて、便を柔らかくする薬で、マグネシウムを使って便を柔らかくします。マグネシウムが高くなり過ぎると気分が悪くなるし、筋力が低下したりします。

インスリン

インスリンは元々体にあるものだから副作用はそんなにありません。問題は、効きすぎて低血糖が起こることです。あと、だんだん量が増えやすいとか、太りやすいという話もよく聞くところです。

その他の薬

過活動性膀胱治療薬は頻尿の人に使いますが、排尿障害と便秘が起こりやすい。それから非ステロイド性抗炎症薬（ＮＳＡＩＤｓ）は胃に悪い、腎臓にも悪い。

結局、薬は、メリットとデメリットを比べて使うものです。

例えばしばしば副作用が強いと言われる睡眠薬や鎮痛剤には、痛みが止まるとか眠れるようになるとか、そういうメリットがある。それらの薬の具体的なメリットに比べて、血圧を下げるとか血糖値を下げるとか、数値を下げるために飲んでいる薬は、本当にどれだけメリットがあるのかわかりません。

血圧や血糖値が下がると元気がなくなるし、フラフラしやすくなります。多くの人たちは正常値まで下げなければいけないと思い込んでいますが、これまで述べてきたように気安く飲んでいる薬にも、副作用は確実にあるのです。大多数の人たちは、血圧や血糖値を下げることが本当にどれだけのメリットがあるか考えないで薬を飲んでいます。血圧や血糖値の正常値は疑ったほうがいい。副作用を覚悟してまで、正常値に戻すメリットとはなんなのか、みなさんがそれぞれで考えていくべきなのです。

薬は、自己判断でやめていい

薬が増えると当然、副作用が多くなります。医者の多くは多剤併用に対して、「5種類までならば大丈夫」などと言っていますが、私はおかしいと思っています。少なくとも4種類まではいいけど5種類以上になるとかなり転倒の頻度が増えるし、1種類でも飲んでいれば、全く飲んでいない人よりも転倒の頻度はずっと上がります。

老年医学会などで、自分たちは患者に多剤併用をしている内科の医者たちが「高齢者に抗精神薬は良くない」と言っています。

しかしながら、抗精神薬だけでなく、血圧の薬で血圧を下げるとか、血糖値を下げる薬で血糖値を下げるとか、コレステロール低下薬でコレステロールを下げることをするのは、少なくとも高齢者に悪い影響を与えます。

彼らはやっていることが反対なわけです。血圧はやや高めのほうが頭もシャキッとするし、血糖値もやや高めのほうが頭が冴えます。特にコレステロールは本書で繰り返し述べているように、下げると免疫力が落ちるし、うつ病にもなりやすくなるし、男性ホルモンも減ります。いいことがほとんどないのです。

だから、精神科薬も依存性があってよくないけれども、内科を筆頭に他にも悪い薬はたくさんあるわけです。

要するにメリットのほうが多いとか、飲むと調子がいいのなら、原則、飲んでいていいし、不具合な症状が出ればやめていいのです。

そのような意味のないもの、体に悪いものを処方しているのに、「自己判断で薬の使用を中止してはいけません」と患者に言っているのが、医者たちの現実です。

「体に悪いから減薬したい、断薬したい」と思っても、医者は簡単にやめさせてくれないのが実情です。「薬をやめたところで元に戻るだけ。一度やめて調子が悪くなったら、また飲めばいい」というのが私の見解です。薬なんて自己判断でやめていいわけです。

老年医学会なら信用できるかというと、この学会ははっきり言えば、製薬会社に忖度しまくっている学会です。老年医学会の専門医、指導医が多い都道府県のほうが平均寿命は短いのですから、彼らの言うことは信用しないほうがいいと私は考えています。

抗うつ剤、 ベンゾジアゼピン	便秘、口が渇く、めまい、眠気が起こる、 認知機能が落ちる
スルピリド	パーキンソン症状という深刻な副作用が起こりやすい。
パーキンソン病の薬	せん妄が起きやすい。
ステロイド	消化器潰瘍になる人も多いし、 呼吸不全も起こしやすい。
利尿剤	低ナトリウム血症、 腎機能低下、立ちくらみ、 脱水が起こりやすい
抗血栓薬・抗凝固薬	出血した際に 血が止まりにくくなる。
降圧剤	頭がフラフラ、立ちくらみ
刺激性下剤・緩下剤	長期間使用すると逆に便秘になる。マグネシウムが高くなり過ぎると気分が悪くなる。
インスリン	効きすぎて低血糖が起こる
過活動性膀胱治療薬	排尿障害と便秘が 起こりやすい。
非ステロイド性抗炎症薬 （NSAIDs）	胃、腎臓に悪い

血糖値降下剤 スルホニル尿素（ＳＵ）薬	膵臓が弱る。 低血糖を起こしやすい
コレステロール低下薬の スタチン系	横紋筋融解。筋肉がダメージを受ける。高齢者や閉経後の女性に過剰処方されている。
中性脂肪降下薬、 フィブラート系ＥＰＡ製剤	転んだときに出血が酷くなる
睡眠薬、抗不安薬、 ベンゾジアゼピン系	依存性が高い。耐性が起きやすい。筋弛緩作用があり、転倒しやすい
骨粗しょう症治療薬、 ビスホスホネート製剤	骨折リスクが増える。 骨の壊死が起こる。
活性型ビタミンＤ３製剤	胃腸障害を起こし 骨が脆くなる
解熱鎮痛剤、 非ステロイド性抗炎症薬	常用すると 胃腸や腎機能にダメージ。 薬物依存も起こりやすい。
胃腸薬、プロトンポンプ 阻害薬（ＰＰＩ）	栄養素の吸収が阻害され、 骨折のリスクが高まる。
Ｈ２ブロッカー	せん妄が起こりやすく、 頭がぼんやりしやすい。 高齢者には危険。
便秘薬、アントラキノン系	腸の機能が落ちる。 下痢が起こると 低カリウム血症が起こる

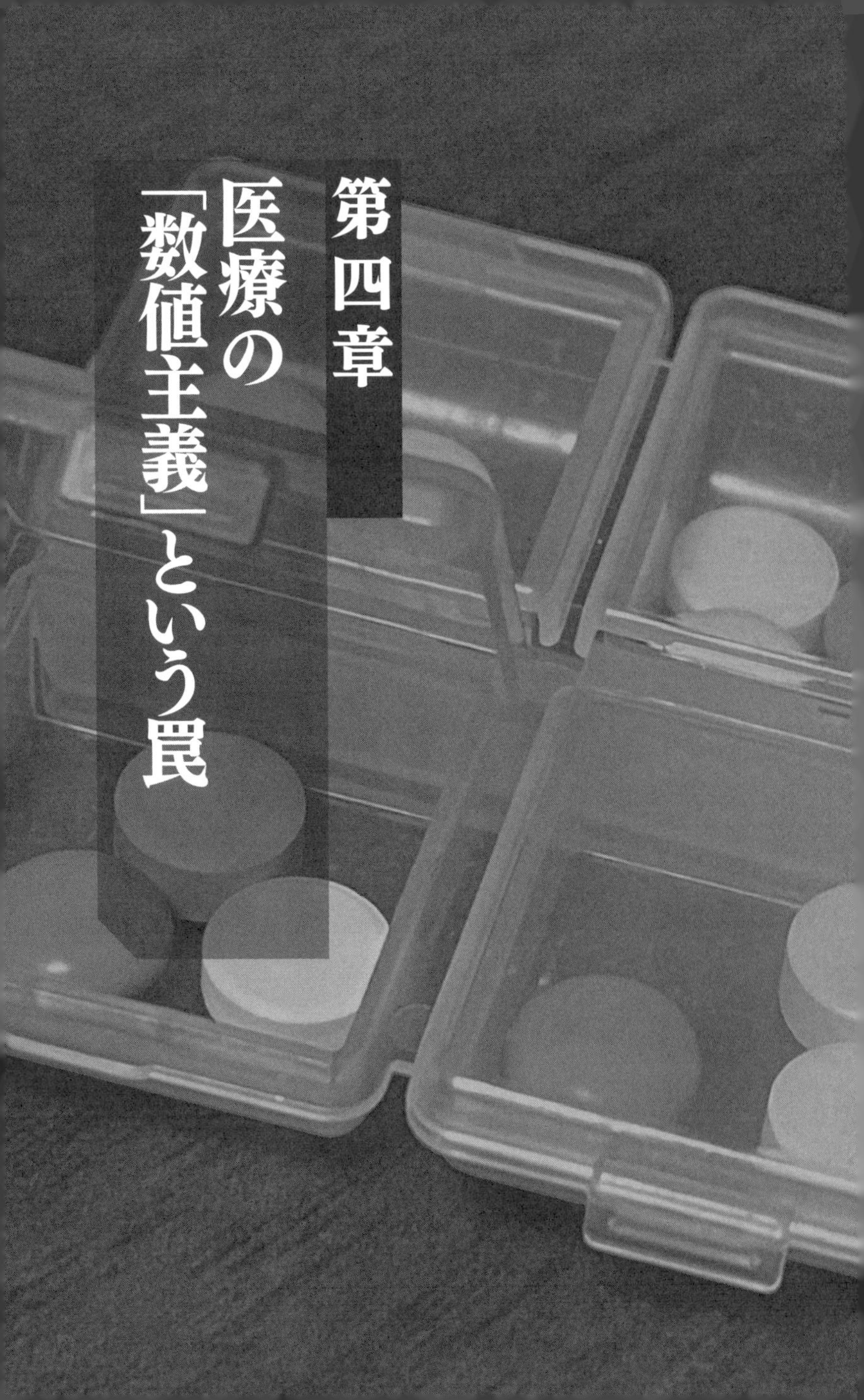

第四章
医療の「数値主義」という罠

日本の医療は数値主義に毒されている

日本の医療の大きな問題点は、数値主義だということです。

血圧、血糖値、コレステロール値や中性脂肪は、みんな数字を下げようとするけれども、高齢者になって数字が上がってくるのは自然現象です。自然現象なのに、薬で無理に下げることで害もあるし、あと、活力が奪われることが起こります。

一般的に血圧とか血糖値はやや高めの人のほうが元気なので、本人の元気を優先するのか、それとも一般的に言われているように、データを正常にして将来の死亡率低下を優先するのか、という問題がある、と言われています。

ところが、残念なことに日本は正常値に下げないと早く死ぬと偉そうなことを言っている医者たちがいるわりには、血圧を下げた場合と下げない場合での大規模比較調査をして、「どっちが死亡率は高いのか」というデータが全然ありません。だから、数字を下げたから本当に寿命が伸びるという保証はないわけです。

百寿者《ひゃくじゅしゃ》という100歳まで生きた人の研究を見ていると、血圧が高めの人のほうが多いことがわかります。だから、本当のところがわからないのに、医者は数値主義を無理に勧めている。しかも、数字をすべて正常にしようと思ったら薬を何種類も飲むことになります。そのため、数値主義の日本の医療は確実に多剤併用になりやすいのです。

数字を下げることに本当に意味があるのかないかは、ちゃんと調べるべきなのに、どうして調べないのかが不思議で仕方ありません。

数字が本当に正常値かどうかについても、若い人の正常値はある程度はわかっています。しかし、高齢者の正常値が本当はどのぐらいなのかがわかっていません。どのぐらいの血圧の人が一番長生きしているかとか、本当はよくわかってないわけです。

血糖値に関しては、前にも紹介した糖尿病患者を対象にした臨床研究でACCORD試験という5000人規模の研究があります。HbA1cは6までが正常とされているので、6まで下げた群と、下げ過ぎに注意しようということで7から7・9まで下げる群で比較した研究がありました。ACCORD研究とかACCORD調査といわれるもので、その研究結果を見る限り、7から7・9の群のほうが死亡率は低かった。

しかも、どちらかというと、というわけではなく、明らかに7から7・9の群の死亡率が低かったのです。本当は5年間追跡調査をやる予定だったのが、あまりに差が顕著だったので、3年半でやめてしまった。数値は正常まで下げたほうが長生きできると思っていたら、現実には、正常値ではない7から7・9のほうが実は長生きできるという事実が判明したわけです。

こんなふうに調べてみないとわからないことがたくさんあるのに、日本の医療は調べもしないで数値を押し付けている傾向がある。そうすることによって確実に処方される薬が増えています。みなさんは、本来はいらない薬を飲んでいるわけです。

しかも数値主義のその数値は、アメリカの研究結果で日本のではありませんので、食生活とか体質がまったく合っていません。だから、日本人には何が一番いいのかは、誰もわからないわけです。

アメリカの死因のトップレベルに心筋梗塞がある。そうなると、糖尿病をコントロールすることはとても意味があるけれど、日本は心筋梗塞で死ぬ人はがんの12分の1しかいません。だから、ひょっとしたらアメリカよりもっと血糖値を上げて、8から8・9くらいがいいのかもしれないわけです。

アメリカ人には、極端に太った人がたくさんいます。だから、食生活などを含めて国民の体質を踏まえるのは大切なことなのに、日本の医療はアメリカのデータを日本人に当てはめる。日本で大規模比較調査をやっていないわけだから、医者が正常だと信じている数値がどれだけ正しいのか、という疑問があるわけです。

はっきり言えば、これまで「血糖値は6までに下げろ」と、ずっと医者は言っていたし、今でもそう信じている医者はたくさんいる。糖尿病の専門医たちだって、ＡＣＣＯＲＤ研究のデータを8年間も無視してきて、最近になってやっと「高めでいいよ」と言いだしました。

ましてや糖尿病の専門じゃない医者は、すべてを正常に下げようとする。日本の医者は専門以外の科については不勉強な人が多いので、古い基準や海外の基準を当てはめることを普通にやっている。

非常に怖い基準が現在も継続しているということです。

『今日の治療指針』で薬を調べる医者には行くな

年齢も違うし、体の大きさも違うのに、数値が一緒というのはおかしい。おかしいし、大規模比較調査をやっていないので「調査もしていない学会の医者に偉そうな命令をされる筋合いはない」と、私は言いたいわけです。

日本の医療は、どうして数値主義なのか。それは患者をちゃんと見ていない人たちが医療のガイドラインをつくっているからでしょう。そして、現場の医者がそのガイドラインに盲目的に従っているからに他なりません。思考停止状態なのです。

現場の医者たちは自分たちが患者を診ているのに、大学の医者のほうが格上で偉いと思い込んでいます。

その証拠に、『今日の治療指針』という本の存在がある。

その『今日の治療指針』はどんな本かというと、いろいろな病気の人にどういう薬を出せばいいかという標準治療が書いてあります。例えば循環器内科の医者は、消化器内科のこととか糖尿病のことは詳しくないから、そういう患者さんが来たときは、その本に従って薬を処方するわけです。

たくさんの日本の医者がその本の方針に盲目的に従って、思考停止している現実があります。これは大問題です。

多くの医者は自分の専門以外のことは、よくわかっていません。だから、例えば消化器内科の医者だったら、血圧が高い人が来たらその本を見て薬を出すわけです。

ところが、そんな重要な本なのに、長年、総編集者を小室一成という東大教授（現在は国際医療福祉大学副学長）が務めています。この小室一成副学長はディオバンという薬のデータ改ざん事件が発覚したとき、関与を疑われた慈恵医大や滋賀医大などの他の教授たちは辞め、論文の責任著者であった小室氏を処分するよう当時所属していた東京大学に千葉大学が勧告し、国会でも問題になったのに、東大を辞めないで居座り続けた人物です。データ改ざん（これは改ざんとは、はっきり認められませんでしたが、論文は撤回されています）の前科があるような人物が編集代表をしている本を見て、多くの医者はそれを丸ごと信用して、薬を出しているわけです。

こういういい加減な医者が、製薬会社に忖度する医学書院という出版社から『今日の治療指針』の総編集を依頼されて、それを務めている。薬をどんどん出すほうがいいと思っている医者たちが集まって、多くの医者たちの処方の指針となっている重要な書籍をつくっている現実があります。そこに書いている医者の多くが小室氏の推薦によって選出されたとされています。ほとんどが臨床の実績を上げた医者でなく、大学の医者で、製薬会社に頭が上がらない人が著者の大部分を占めているのです。

そういう理由で基本的に『今日の治療指針』を、私はまったく信じることができません。

多くの医者は正しいと思い込んでいる本だけれど、総編集もおかしいし、本に書かれたままの処方をする医者が多いのもおかしいわけです。本の表紙に「もう、処方で悩まない」と書いてあるけれど、私からするとその患者さんの体重だとか病歴とか、あと、薬の効き方とかを考え、処方で悩むわけです。まともな医者は悩む。でも、多くの医者は本に書かれている通りに薬を出すのです。

そんなバカな医者がたくさん存在していることが、日本の医療の大問題である多剤併用の大きな理由の一つです。診察室に『今日の治療指針』が置いてあるという時点で、その医者は信用しないほうが安全だと思います。

とにかく『今日の治療指針』が診察室に置いてある医者や病院は、「ここはヤバイ!」と思いましょう、ということです

なぜ新薬が処方されるのか

みなさん、薬を処方されるとき、新薬を出されることが多いでしょう。ここでは、なぜ日本では新薬が使われやすいのか、を説明していきましょう。

それには大学や医者と製薬会社との関係性が、大きくかかわっています。

現在は製薬会社の大学や医者への接待は、昔ほど派手ではなくなりました。派手な接待がなくなった理由は、接待に対してのガイドラインがつくられ、2万円以上の接待がダメになったからです。まだ、普通に飯を食ったりする接待はありますが、医者からすると2万円の接待が〝おいしい〟かといえば、そうでもない。2万円程度だったらクラブとかキャバクラには連れて行けないので、2万円という基準は、高級な飯を食わせてもいいけれどクラブはダメ、という意味でしょう。ただ、お車代が出たりする。お車代はいろいろなやり方があるのが実情です。一般的にはお車代を現金で渡す。現金のやり取りは足がつかないのでやりやすい。あと、タクシーチケットを配るのが普通のやり方です。教授クラスだとハイヤーを雇ったりするから、接待費よりもハイヤー代のほうが高いということも起こる。ただ、いろいろな大学が接待のガイドラインを出しているので、いまは、こういうやり方はそれほど盛んではないようです。

現在は、基本的に接待ではなく、今の大学病院の医局、研究室に製薬会社がお金を出します。大学医学部には医局といわれる組織があって、教授職の人が責任者になっています。その教授たちが医局を運営して、研究したり、医局秘書を雇ったりする。

大学が研究をするのは非常に重要なことですが、国がケチだからお金を出してくれないという問題があります。

そういう状態なので、大学は製薬会社からの委託研究費を使って医局運営をしています。一つの製薬会社から年間500万円ほどもらって10社で5000万円ぐらいになるので、そのお金で医局秘書を雇い、研究費もそこから出しているわけです。昔みたいにゴルフ接待とかクラブ接待とか、場合によってはソープランド接待とかはなくなりましたが、研究費を出してもらわないと医局を運営していけないから、製薬会社との関係は昔と変わらず密接になっています。

常識的には医局は医者の養成機関なのだから、ちゃんと医者のトレーニングをしてほしい。ところが、医局は研究機関という位置付けだから、研究業績を出さないとダメな医局にされてしまう。そういう理由で、製薬会社と仲良くして研究費を集めないといけないわけです。

前章でお伝えしたとおり、薬の薬価は毎年下げられる。古い薬ほど価格は安くなります。逆に新しい薬は、すごく高い。製薬会社からすると膨大な金額の開発費がかかっているわけだから、元を取るために新しい薬を売りたいわけです。

古い薬を売っても利益が出ないので、製薬会社にとっては新しい薬を使ってくれる医局が「いい医局」で、古い薬を使う医局は「ダメな医局」として、研究費を出さないということになるわけです。

製薬会社が研究費をくれなければ、医局の秘書も雇えず、医局の運営ができない。私たちの頃は医局が研究費をもらっていないと、研究室にエアコンもつかなかった。国からの予算が少な過ぎる。そういう状態だから、どこの医局も製薬会社にべったりと頼ってしまうわけです。

大学病院と製薬会社のいびつな関係性

医者も製薬会社からお金をもらわないと、研究ができません。

多くの医者は、研究費という形で製薬会社からお金をもらっています。教授クラスになると講演料でもらうこともあります。しかしこれも規制ができて、昔みたいに製薬会社が一度の講演会として100万円とか200万円とか払うのは難しくなったようです。現在、相場は、10万円程度まで下がっています。研究費とか講演料で大きなお金をもらうと、論文発表とか学会発表とかのとき、いわゆるCOI（conflict of interest）といって利益相反があるかないかというチェックで引っかかる可能性があります。それが、私が製薬会社からの講演を断る一つの理由です。学会などで発表する際にCOI表示が必要になってくるので鬱陶しいのです。

YouTubeなどで喋っている医者で、COI表示を出している人がいるでしょう。これが本来の姿です。製薬会社からお金をもらっている医者がテレビに出る場合も、ＣＯＩ表示は出さないといけないと思います。ところが学会でＣＯＩ表示は義務付けられているのに、テレビ局はその手順を踏みません。製薬会社からたくさん金をもらっている医者を平気でテレビに出して、製薬会社に忖度した発言を放送しています。それは現在のスタンダードでは、犯罪的な行為だとも言えます。

大学は製薬会社にべったりと頼っているので、大学病院の医者は、製薬会社に忖度して価格の高い新しい薬を処方するわけです。

では、どうして普通の病院の医者まで新薬を使うのか。

一般の病院の医者の多くは大学病院から派遣されていることが一つあります。派遣されている医者たちによっては、大学に戻りたい医者もいるし、大学病院の親分（教授）に頭が上がらない医者もたくさんいる。そうすると、新しい薬を使っていないと「お前は不勉強なやつだ」という評価となってしまう。「こんなに副作用の少ない新しい薬が出ているのに、それも使わないのか。お前はもう大学に帰ってこなくていいから」みたいなことになってしまうわけです。だから、多剤併用で患者の健康を害したり、無駄な薬で医療費を圧迫したり、深刻な副作用をまき散らしている諸悪の根源は、すべて大学教授なわけです。

何度も言うように、今の医療は院外処方が基本です。5種類の薬を出そうが、10種類の薬を出そうが収入は同じ。だから、医者は処方箋を書くだけ面倒くさい。なのに、どうしてたくさんの薬を出すかというと、まずは大学の医局の教授たちに忖度しているからです。これが一番大きな理由です。

もう一つは教育が悪いからでしょう。自分の専門分野は何を出していいのかわからないし、専門分野以外のものは『今日の治療指針』

に書いてある通りにしよう、そんな処方をしているわけです。

例えば三つ病気がある人だったら、『今日の治療指針』では一つの病気について三種類ずつ薬を出しましょう、みたいなことになっている。だから、当たり前のように多剤併用になってしまう。困っている患者が、治療したことによってさらに不健康になって苦しむみたいなことになりかねないわけです。

大学病院は、高齢者医療の蓄積がない

大学病院は日本の医療を悪くしていると、私は思っています。だから私は、患者の臨床を軽視する大学病院で診療を受けることを勧めません。

もう一つ、大学病院は長く待たされて、いろんな所で検査のたらい回しをする。だから、本当に体が弱っている患者は大学病院には行けない。大学病院に行っている高齢者は、せいぜい70代ぐらいまでの元気な人でしょう。

80代、90代になると、大学病院に行く体力がないので近所の町医者に診てもらう。そうなると、大学病院は本当に体が弱っている人や、薬でボロボロになった人を基本的に診ていない。逆に町医者と呼ばれる臨床医たちは、90代の人にこんな薬を出したらこんなふうになるということをよく知っている。

要するに、元気な年寄りばかりを診ている大学病院の医者に、高齢者の薬のことなんてわかるわけがない。つまり、多剤併用をさせると転倒しやすいとか、体がボロボロになるとか、そういう悲惨な現実を知らない医者が薬を出しているので、高齢者の状態は一向によくならないわけです。

そういう理由で、高齢者は大学病院より、町医者に行ったほうがいい、と私は思っています。もちろん、町医者にも問題はあります。一番は、大学病院に勤めているときは循環器内科の専門医だった人が、開業した途端に訪問診療をやりますとか、○○内科とかという形で全部の科を見るようになる。一年間くらい研修期間をつくればいいと思うのですが、それをしないから大学病院時代の発想がまったく抜けない町医者がたくさんいる。

一般的な町医者は、自分たちがどこの医局を出ているとか、○○の専門医の資格を持っているとかを公開するけれど、昔自分がどの病院に勤めていたというキャリアは、あまり公開しません。例えば○○中央病院で老年医学を勉強してきましたとか、そういうことが書かれていれば当てになるけれど、その町医者の経歴は基本的にわからないので、自分の健康を託している医者がどんな人物かわからずに診てもらっているケースが多いわけです。

市販薬と処方薬の違い

薬屋で売っている市販薬と、医者で処方される薬の違いを説明しましょう。

しばしば言われるのが、「医者が処方する薬はよく効くけれども、市販薬はそんなに効かない」ということです。実際、ある一定以上、強い薬は医者の指示なしに売ってはいけないことになっています。だから、あながち先ほどの通説も間違いではありません。

しかしながら、処方薬として10年以上使われてきた薬で、副作用が少ないと認められた薬は市販薬として売ってもいいことになっています。例えば、睡眠薬みたいに売られているドリエルという薬は、ベンゾジアゼピンなどの睡眠薬の成分ではなく、風邪薬の眠くなる成分が入っています。

つまり、医者が処方する薬には、予想外の副作用が出るリスクのある新薬のケースもありますが、市販薬は長い間使われてきた薬で、ある程度安全性は確立されています。そういう意味で市販薬は、あまり副作用の心配はありません。

ただし、風邪薬のようにカプセルの中に10種類以上の成分が入っているものもあります。風邪の様々な症状に対して、全般的に効果があるようにつくられているからです。そうすると、風邪以外にすでに飲んでいる薬と合わない成分や、自分の現在の症状に合わない成分も体の中に入れることになりますから、不要な副作用をもたらすこともあります。

薬を開発するのは製薬会社の研究所

あと、製薬会社の薬の開発についても知っておいたほうがいいでしょう。

薬は何度も改良を重ねて完成品を開発していきます。薬の中の成分の元素を一つ変える、例えば水素だったものを炭素に変えてみるとか、そういう改良を繰り返すのが大変で、完成してからも動物実験を繰り返さないといけない。まず、この過程にそれなりの開発費用がかかってくる。

動物実験の結果が良かったら、次は人間に使う。薬は医者ではないと出せないので、治験という形でいろんな医学部に頼みます。さらに、そこに金がかかる。

大学や医者によってはインチキな治験をやって、本当はロクなデータが出ていなかったのに、出たということにするような医局もあるでしょう。良心的な医者たちは、そこで正直なデータを書きます。実は人間には効かない、ということもあるわけです。そうすると、やり直しになる。結局、一つの治験そのものに金がかかるというより、やり直しだとか、そういうものに金がかかる。

薬の開発は、海外だと研究所で開発することが多い。日本の場合は、金のある研究所がほとんどないので、大体、製薬会社の研究所でやっています。

あと、外国で開発された薬を日本で試すときは、動物実験の段階を全部すっ飛ばせるので、製薬会社を通じて医局に頼んで日本人に使っても有効かとか、副作用が出ないかどうかを調べてもらいます。

だから、製薬会社の開発担当は医者を雇うこともあるし、開発は薬学部を出ていなくてもできるので、遺伝子工学とか工学部の人たちもいる。そこに資格は必要ありません。ただ、人間に薬を使うということになったときに、医師の資格が必要になってきます。

薬は製薬会社が開発するのですが、漢方薬は昔からのある程度のレシピがあります。例えば葛根湯《かっこんとう》だったら◯◯をどれぐらいという具合に、レシピ通りにつくっています。

厄介なのは、漢方薬を医者が出せるようにするにあたって、当時の医師会長の武見太郎の政治力で押し切ってしまったことです。漢方薬は一切治験をしていないので、副作用も有効性も本当のところはわからない。だから、医者たちはよくわからないまま漢方薬を処方しています。

もう一つ、本来漢方は患者の体質を診て、その体質を改善するために出す。ところが日本の場合は、風邪だったら葛根湯とか、あるいは、足が痙攣《けいれん》したら芍薬甘草湯《しゃくやくかんぞうとう》とか、ある病名に対してある漢方を出している。そうすると、漢方の一番大事な部分である人の体質を診ないで出すことになり、それが漢方薬の副作用で状態が悪化する人がたくさんいる原因です。

漢方は原則的に、気付け薬系が多い。そうすると、漢方を飲んでいるとかえって血糖値や血圧が上がることがある。血圧や血糖値が上がると元気になるからそれでいい、という考え方もあるけれども、そこは西洋医学と反する部分になります。

医者がちゃんと漢方を勉強して、「あなたは○○の体質だからこの薬にしましょう」と言うのならば信用できますが、「あなたは肝臓が悪くてもう普通の西洋薬では効かないから、漢方を出そうね」

という流れだと、状態が悪化することもありえます。

要するに、医者も製薬会社も自分たちが儲かるためにやっている。その現実に対抗して患者側も勉強しなければなりません。製薬会社も、いい薬でも儲からないものはつくらない、という大前提の意識も必要です。

WHOが、エッセンシャルドラッグを約300種類程度決めています。エッセンシャルドラッグは古い薬で、なくてはならない薬のこと。アスピリンがその代表です。エッセンシャルドラッグはすべて薬価が安いため、製薬会社はつくりたがらないし、医者も出したがらない。

でも、エッセンシャルドラッグはWHOが限りある医療資源と資金で国民の健康を守るため、優先して使用すべき基本となる薬を選定したものです、副作用も有効性も明らかにわかっている薬なので、患者にとってはメリットが大きいわけです。患者と製薬会社、医者とで利害関係が違ってくることも理解しておいたほうがいいでしょう。

メタボ検診は薬の営業

数値主義でいらない薬を飲まされる理由の一つに、メタボ検診が挙げられます。

メタボ検診は、ある数値に全部を押し込もうとするもので、Mという政治力のある医者が無理矢理につくったものとされています。M医師は太っているのですが、自分は痩せようとはしていません。自分自身は痩せようとしないのに、患者に対して痩せることを押し付けているわけです。

メタボ検診に無理があるという理由はいろいろありますが、ウエストサイズを必須の基準にしているのに、身長を考慮していないということがあります。例えば同じくらいのウエストサイズでも、身長が１９０センチ近くある大谷翔平のウエスト90とか１００と、身長１５０センチの女性ウエストサイズ85では全然違う。身長を考慮しないで検診しているわけです。

特にまずいのは低ＨＤＬコレステロール血症みたいに、全く意味のない数値が基準が入っていることです。ＨＤＬについては、最近は低いことが悪いという根拠がないとされています。血圧であれ血糖値であれ、基準が厳しすぎ、特に血糖値は、この値だと低血糖が起こりかねない値が採用されています。中性脂肪、血圧、血糖値と、標準値でなければ指導して標準に戻せということを強制しているのですが、これでは引っかかる人が多すぎて、本当に危険な数値なのかという根拠が不明確になっています。ちなみに、海外でメタボ検診をやっている国はありません。日本だけの検診です。

その上、本来のメタボ検診は、アメリカのように循環器の病気が多い国では役に立つかもしれないけれども、日本はそうではないのに、それを押し付けているから問題なのです。

しかも、指導が原則的に薬物治療になるという問題があります。

メタボ検診で薬を出したら薬局、それから製薬会社は儲かる。医者も5分間くらい診て処方箋を書くだけでお金が入る。特定保険指導というのも点数が付くから、〝おいしい〟わけです。さらに、専門外の医者がやるとどうしても数値で正常か異常を決めるので、間違った治療を押し付けられがちなのです。

血糖値が高い、ＨＤＬが少ない、血圧が高いなどに該当すると、メタボリックシンドロームと言われて、すべてデータを正常にしろと押し付けられます。実際にその方針は根拠がないものばかりだけれども、データを正常にしたほうが特定保険指導料をとれるから、治療を勧められて、どうしても薬を使うことになるわけです。メタボ健診によって多剤併用になるのは、当然だと言えるでしょう。

薬の量や回数は高齢者であることを考慮するべき

当たり前のことを言いますが、薬を飲む量や回数に高齢者であることは考慮されるべきです。

どんな薬にも血中濃度の半減期があります。血中濃度の半減期の説明をすると、薬は飲んだ後に15分間から30分間が経って血中濃度がピークになる。薬を飲んでから血中に移行するのに、15分から30分程度はかかるわけです。それ以降は、ある時間が経つと、肝臓で分解されたり腎臓から排泄されたりして、ピーク時と比較して血中濃度は半分になる。それを半減期というわけです。その半減期がベンゾジアゼピンの代表のジアゼパムという薬でいえば、20代だったら20時間くらい。しかし、70代だと70時間程度に延びてしまいます。

普通に考えたら血中濃度が半分になった時点で、次の薬を飲むことが原則。だから、その血中濃度の半減期が3倍に延びるということは、1日3回飲んでいた薬を1回に減らさないといけません。

肝臓や腎臓の機能が落ちている高齢者に、若者と同じ量の薬を出すのは異常なことです。例えば、1歳の子どもと14歳の子どもに同じ量の薬を出したらおかしいでしょう。それと同じです。

高齢者は、いろいろな機能が老化して落ちていきます。65歳の人と90歳の人に同じ薬を出すのは、そもそも変なわけです。ところが、65歳のおじいさんが80キロあって90歳のおばあさんが35キロしかないとき、体重も考慮しないで同じ薬を出してしまう。要するに日本の医療、日本の医者はおかしなことを平気でしているわけです。

メタボ検診で論じられている糖尿病などの生活習慣病有病者・予備軍を25％削減する目標では、ＨｂＡ１ｃが５・２で引っ掛かります。日本では６までが正常となっているけれど、アメリカのＡＣＣＯＲＤ調査では７から７・９が死亡率が低いことがわかっているというのに、です。しかも正常まで下げると死亡率は大幅に上がるというのに。

それなのに５・２でヤバイと言っているわけですから、もはや犯罪的としか言いようがない。さらに血圧も１３０から薬を飲ませろ、と言っている。多くの医者がやっていることは、めちゃくちゃとしか言いようがないわけです。これでは、薬をたくさん出すための基準なのだと言われても仕方がありません。

薬を増やす医者は信用するな

薬への耐性を無視して量を増やす医者は、信用してはいけません。薬が効かなくなってくると、医者は量を増やしたがることがしばしばあります。薬に対する耐性ができてしまったのだから、本来は別の薬に変えないといけないはずです。でも、多くの医者は薬を変えないで、どんどん量を増やしています。それは大学病院の教育が悪いのと、医局の都合、そして若い人と老人で同じ治療をしていいと思い込んでいるバカさ加減と、その三つの要素が重なって薬が増えていると私は考えています。

先ほどもお伝えしましたが、古い薬はダメな薬で、新しい薬はいいと思い込んでいる医者はたくさんいます。

しかし、50年前に出た古い薬ならば、50年間飲み続けられている。どんな副作用が出るのか、おおむねわかっています。

例えば血圧を下げるために使うアダラートという薬だったら、50年間飲み続けている人がいます。どんな副作用があるのかわかっているので、新しい薬と比べると、明らかに安全性は高い。ところが、5年前に出た薬や今年出たばかりの薬は、治験をやって3カ月間なら3カ月間の副作用がわかっているだけなのです。10年間とか20年間飲んでどうなるかは、だれも経験していないのですから、わからないのです。それなのに新しい薬を勧めてくる。

わからないのに飲ませる医者がいる、また飲んでしまう患者がいるということは、常識的に考えたら怖いことです。

常に薬のメリット、デメリットを意識する

前章で、薬を飲むときはメリットとデメリットのどっちを取るかを自分で決める、という話をしました。危険がある薬でも、プラスを取りたいならば賭けてみる価値はあるわけです。私はお勧めしませんが、抗がん剤などはその最たるものです。

どんな薬でもメリットとデメリットがあります。

ものすごく痛い頭痛があって、その薬を飲むとすごく効いて痛みが楽になる。問題解決のために体に悪くても飲もうという考え方はあっていいでしょう。しかし、何度も言っているように、血圧の薬は本当にそれについてメリットがあるかないか全くわからない。わ

からないのに、医者の言う「血圧は下げたほうがいい」という信念をこちらも押し付けられて、薬を飲まされているわけです。

科学的な調査データではなく、学校で習ったことが絶対に正しいと信じているから押し付けてしまうわけです。

薬を飲んでみると、体がフラフラするとか、怠《だる》いとか、調子が悪くなることが普通に起こります。だから、医者に言われたからといって、そんなデメリットしかない薬をそれでも飲むのかという話です。

体は怠くなるけれど、長生きできるに違いない、「お医者様が言っていることは絶対に正しい」と思い込んでいる人に目覚めて欲しいので、私はこれまでのことを言ってきたわけです。思考停止している患者が、医者を盲目的に信じたことで長生きできないとか、苦しい思いをするのは自己責任です。

思考停止は本当に危険なことなので、私はこうやって注意喚起をしています。例えば和田秀樹という医者は肩書が信用できないけれども、大学教授は信用できるみたいな患者がいたとしましょう。でも、データとか臨床経験より肩書を信じることに、なんの意味があるのでしょうか。

はっきり言えば、ある宗教を信じている人に「それは違うよ」と言っていることと同じかもしれません。盲目的に医者のことを信じる信者は、新興宗教を信奉して壺を買うのとまったく同じように思えてなりません。

思考停止して体に良くない薬を飲み続ける。そういう人々の質《たち》が悪いのは、危ない宗教とまったく似ているけれど、壺を売りつける人が信者であるように、出している医者のほうも信者だからこのような戒律に厳しいわけです。

薬は自分の健康に直結する重要なツールです。使い方を間違えれば、大きなマイナスとなって自分自身の健康に返ってきます。薬に対する考え方は思考停止ではいけません。

盲目的に医者を信じることなく、副作用を理解しながら、服用を自分自身で決めていく必要があります。例えば、風邪をひいても風邪薬を飲むと免疫力が下がるから飲まないほうがいい、みたいなことを言っている人もいる。でも、私はそんなことはないと思うわけです。

一般的に、風邪をひいて熱があって鼻水じゅるじゅるの状態のとき、それと咳が止まらないみたいな状態のときには食欲は落ちる。それから、気分も鬱《うつ》っぽくなる。そうすると少なくともご飯は食べれないし、気分が鬱になると免疫力は落ちる。

ところが、薬を飲むと熱は下がって、体の怠さもなくなって咳が止まって呼吸が楽になる。薬によって元気になる人もいるのです。

回復したことによって免疫力が上がることもある。でも、上がらない人もいる。ここが難しいところで、風邪薬を飲むことにより薬の副作用で免疫力が下がる人もいれば、良くなって上がる人もいる。

メリットとデメリットは、人によって違うのです。だから、私のこれまでの薬を減らしたほうがいいという言説を押し付ける気はありません。

私は、楽になるならば薬は飲んだほうがいいという考え方だけれど、そのメリットとデメリットの選択はそれぞれ違うわけです。

一般論から言うと、風邪薬は長い期間飲む薬ではないから、飲んでいて楽になるのだったら飲んでもいいと思います。本を出版するような有名な医者でも、血圧の薬は体に良くて、風邪薬とか痛み止めとかは体に悪いみたいに思い込んでいる人は多い。

薬は体を楽にするために飲むものだから、私は一概に毒だから飲むなとは思いません。自分自身と向き合って、メリットとデメリットを理解しながら「飲むか」「飲まないか」の選択をしていきましょう、ということです。

要するに私の信者になってほしいのではなく、自分で考えるようになってほしいのです。

薬を多くする「予防投与」という考え方

予防投与という考え方は、とにかく薬を多くします。

風邪に罹っている人で明らかに痰《たん》がすごく黄色くて、その痰を調べたら肺炎球菌が入っていたとか、そういう場合に抗生物質を出します。その場合はいいけれど、風邪をひいて免疫力が落ちているから、抗生物質を予防投与するなんてバカな治療をするのは日本だけです。

このような予防投与的な発想はすごくたくさんあって、「この病気になるのを予防するために、これを出しましょう」なんて言っていたら、薬はどうしても多くなる。

だから、血圧がちょっと高い人に「このまま放っておくと高血圧になるから薬を出しましょう」と言う医者もいます。この場合は、かえって自分の体の中で血圧を下げる機構が働きにくくなることもあり得ます。血圧は予防ではなく、高くなってから薬を飲まないと、通常は意味がないわけです。

しかしながら、前述のメタボ検診では、生活習慣病の予防のために、高血圧や糖尿病でもないのに、ちょっと血圧が高かったり、血糖値が高い人も指導の対象、つまり薬を飲む対象にしています。

脳卒中を防ぐために血圧の薬を飲むという発想も、基本的には予防医学の発想です。ところが、これまでお話ししてきたように日本では、それが本当かどうかの大規模比較調査はありません。大規模比較調査があるアメリカでは、5年後の脳卒中を8％から5％に下げることが明らかにされましたが、これは薬を飲まなくても92％は脳卒中にならないし、薬を飲んでいても5％が脳卒中になることを意味します。

「健康にならなきゃいけない」

「データを正常にしなければいけない」

そんな日本人独特の強迫観念が、予防投与を生んでいるのです。

数値主義の検査データを正常にすることが、どれだけ健康に繋がっているかわからないし、それどころか長寿に繋がっているかさえ、わかっていない。繰り返し言いますが、あなたのデータを正常にすることが健康になるというわけではないのです。

それと、市販薬や漢方薬は、効くのだったら使ってもいいでしょう。どんな薬でも、「自分の体に合う」「合わない」がある。特に漢方は自分の体に合えば効くし、合わなければ効かないわけです。民間薬とか漢方とか市販薬はダメだ、みたいに思われていますが、まず、漢方とかサプリメントは人それぞれ、体に「合うか」「合わないか」違うわけです。

飲むと体の怠さとか、腰痛とか、むくみとかが良くなるのだったら飲めばいいいし、良くならないのであれば、飲まなければいい。

市販薬は最近になって、長い間医者が出してきた処方薬薬が市販薬として認められるようになりました。そういう寿命の長い薬は、長い間使われてきたわけだから、ある程度は信用できます。だから、メリットとデメリットはもちろんあっても、悪くない可能性が高いわけです。

どんな薬も「合う」「合わない」は人それぞれなので、自分の体に聞いてみて確認する必要があります。市販薬に限らず、医者の出す薬もまったく同じスタンスで対応するべきです。

かかりつけ薬局があれば、相談に乗ってくれます。薬剤師のほうが薬については医者より詳しい。そういう意味で、薬剤師より医者のほうが偉いと思うのは、すぐにやめたほうがいいでしょう。

抗がん剤は少しの期間を延命するだけ

抗がん剤は、本当に治療や延命の役に立つのでしょうか。

一般的には治験をやっているので、何カ月か延命することにはなっています。

ところが、体が弱っているのに抗がん剤を使うと、体調が急に悪くなることは普通にあります。例えば経済アナリストの森永卓郎さんは、人間ドックを受けに行った段階では足腰も含めて元気でした。ところが、ステージ4のがんだと言われて抗がん剤を打ったら歩けなくなって、一回でやめたそうです。やめたらまた元気に話せるようになったみたいですが、まだ歩くのは不自由だそうです。そして、現在は別の治療をされています。

生命予後が多少延びても相当QOL（クオリティ・オブ・ライフ＝社会的に見た「生活の質」）が落ちる抗がん剤が多いので、よほど考えてから飲まないといけないことは確かです。

しかも、服用によってがんが治る薬はほとんどありません。強い副作用に耐えながら治療をしても、生命予後が数カ月延びるだけです。しかも、辛い状態で数カ月延びることになるので、そのメリットの割にはかかるお金も大きいし、苦しい時期も長くなるので、私なら勧めません。

「がんも、ただの老化現象ですよ」

いろいろな数値のデータが上がったとき、そう言ってくれる医者のほうが信用できるとは言えます。

がん以外の病気に関しても、日本の場合はエビデンスがないから、データを下げる医者がいいのか、老化現象だから放っておけと言う医者がいいのか、わかりません。

「どちらが正しいかわからないけれど、わからないならば、気持ちや体が楽なほうが正しいのではないか」と、私は思います。

そして、これまでに何度も言っていますが、生活習慣病の患者は一生薬漬けになりやすい。血圧や血糖値が高いことを病気と見なしている限り、ずっと薬を飲み続けないといけないない状態になります。高齢者になったら血圧、血糖値が上がるのは当たり前なので、前期高齢者に近くなった私自身は、必要なものしか飲まないようにしています。

私は個人的な数値の目安を設けています。みなさんの参考になるかもしれないので、ここで共有しておきましょう。

血糖値は、悪いときには600ありました。今は300より高い日だけ、薬を飲んでいます。血圧は元々220もあって、220のままだと心肥大がどんどん悪化する。一旦服薬で140という正常値まで下げましたが、頭がフラフラするので170で保っています。

つまり、自分にとってこのくらいが調子いいという数値がある。だから、危険を冒してまで正常値に下げるより、自分が快適な限りは、下げないという発想もあったほうがいいと思います。

日本の医療の数値主義で、健康な人までが病人にされて薬漬けにされる可能性が高いわけです。数値の正常化は大規模比較調査をやって得られたものではないのに、それを絶対的に信用してそこまで抑えようとする。ましてや高齢者にまで、その数値を押し付けている。仮に大規模比較調査のデータがあっても、個人差はあるし、薬を飲まなくても大丈夫な人でも飲んで病気になってしまう人もいるのに、それが無視されています。どう考えても、おかしいわけです。

そんな医療ならば、医者も仕事は簡単です。

「この数値が高いから下げましょう」とやればいいだけです。特にメタボ以降は数値を下げたらちゃんと保険の点数が付くようになったので、制度設計自体がめちゃくちゃとしか言いようがありません。

外国のエビデンスが日本に当てはまるかどうかはわからない

「エビデンスが大事だ」と言っている日本の医者たちのほとんどは、外国のエビデンスを根拠に、それが正しいと言っている。でも、日本人と外国人では、体質も食生活も、それ以上に疾病構造（欧米では心臓病で死ぬのに、日本ではがんで死ぬ）も違います。つまり、外国のエビデンスが日本に当てはまるかどうかはわかりません。日本で大規模比較調査をしない限り、正解はわからないのです。しかも、仮に大規模比較調査をやって有効な薬があったとしても、他に2、3種類の薬を足されちゃうと、そのエビデンスが当てにならなくなる。また6％を5％に下げる程度の効果しかないかもしれません。前に説明したディオバン事件はこのような調査で有効なデータが出なかったから、研究結果が改ざんされました。ディオバンは海外では立派なエビデンスのある薬なのに。

エビデンスが大事なのはわかりきったことだけれど、それがないから、臨床経験のほうが当てになるわけです。

どうして日本は大規模調査をやらないかというと、一つは、時間と手間が掛かる割に、書ける論文数が少ないからです。日本の医者の評価は論文の数が多いほどいいとされます。だから、みんな動物実験をやっている。

もう一つは前述のディオバン事件があったことです。血圧を下げたら、循環器の病気が減るとか、いいデータが出ると信じていたら、まったく出なかったから改ざんせざるを得なくなった。だから、こういう大規模比較調査をやると、やぶ蛇になることを学習したので、スポンサーになる製薬会社も現れないし、やろうとする医局もないわけでしょう。

つまり、実際は血圧が高い群のほうが長生きしていることがエビデンスとなったら、日本の政府や保健機関にとっては医療費が大幅に下がっていいけれども、製薬会社の売上は下がるので、それをやらないということです。

もう一つ大きな理由は、アメリカのエビデンスは保険会社が取らせている。保険会社が「エビデンスのない薬には金を払わないよ」と圧力をかけているわけです。ところが日本の場合は、国民健康保険や組合の健康保険なので事情が違う。健康保険組合が「エビデンスを調べろ」「エビデンスがない薬にはお金を出せない」と言えばいいけれども、それをやる気配はありません。

おそらく保険機構は厚労省の天下りが多く、製薬会社と仲良くしておきたい。保険機構自体はエビデンスを調べて、「この薬にはもう金を出さないよ」と言ったほうが黒字になるわけですけれど、いびつな関係性の中で忖度があるので、国民の保険料が上がっても調べようとしないわけです。

人間ドック、脳ドックは要注意

あと人間ドックや脳ドックも要注意です。

薬を売ることを目的に人間ドックを熱心にやっていると思えるところがあるからです。日本人は異常なデータが見つかったら、医者も患者も、それが命に関わるかどうかをまったく考えないで正常にしようとする習性があります。

だから、自分の状態を数値化する人間ドックは、検査する項目が多ければ多いほど、なんらかの異常が見つかることになるので、結果的に薬の営業になっているわけです。

人間ドックのデータは、あくまでもパラメーターです。心臓関係でいえば、そもそも論として動脈硬化の程度を表しているものではありません。

造影CTなどの検査では冠動脈を見るので、画像診断で例えばどのぐらい心臓周辺の血管が詰まりかけているかがわかります。脳ドックではCTで脳が縮んでいることがわかっても治しようがありませんが、MRIを撮るときについでにMRAという血管も通常一緒に撮るので、脳動脈瘤があれば見つかります。

ただし、心臓ドックも脳ドックも、まったく死亡率を下げるというエビデンスがないとされています。どうしてないかというと、不具合が見つかったら、当然ステントを入れたり、脳動脈瘤にコイルを入れたりする。ところが、ヘボな医者がやると、その治療の過程で死んでしまったり、そこの血管がさらに詰まったり、他の血管が詰まったりする。

だから、人間ドックや脳ドックで悪いところが見つかっても、それを解決できる腕のいい医者に当たらないと寿命が延びるという結果に繋がらないわけです。

がん検診も同じです。がんが見つかっても、ヘボな医者に当たってしまったら、かえって寿命は縮みます。早期発見したと喜んでも、技術のある医者に任せないと意味がないわけです。だからがん検診を受けるならば、どこの病院で検診するか情報を集めて腕のいい医者がいる病院でないと、全く意味がありません。ヘボな医者では、かえって寿命を縮めることになりかねないわけです。

薬よりも、ストレス解消

ストレス解消は、薬を遠ざける近道です。

結果論からいうと、ストレスは血糖値も上げるし、血圧も上げる。いろんな意味で数値を悪くするので、ストレスが少ない暮らしは心掛けたほうがいいわけです。

あと、薬なんか飲まなくても、ストレスが少なければ免疫機能が上がる。だから、結果的に長生きするわけです。

それと抗酸化力の強い食べ物を食べたほうがいいとされていますが、それも全面的に正しいかといえば微妙です。抗酸化力の強い食べ物とは、具体的にマンゴーとか柿とか、緑黄色野菜とか、海老とか蟹などの甲殻類などです。

老化予防に良いとされていますが、あくまでも理論上の話です。どこまでエビデンスがあるかわからない話です。

エビデンスに関して言えば、例えば、ＤＨＡという魚の油の話があります。

アメリカ人は心筋梗塞がやたらに多い国ですが、フランスはアメリカの4分の1しか心筋梗塞で死んでいません。同じ摂取カロリーなのに、フランスは心筋梗塞の死亡率が低い。これはフレンチ・パラドックスと言われて、赤ワインが体に良いと長年信じられてきたわけです。

ところが、フランスよりも日本や韓国のほうが心筋梗塞の死亡率が低いことがわかった。そうすると、どうも肉だけじゃなくて魚を取るのがいいんじゃないかという話になったわけです。

現実にアメリカで寿司ブームが起こったり、DHAのサプリを積極的に取ったりするようになったら、アメリカの心筋梗塞の死亡率が半分に減った。だから、そうやって抗酸化力や血液をサラサラにする効果のあるサプリを取ると、薬なんかを飲むよりも体にいいというのはエビデンスとしてわかってくるわけです。

私は高齢者になったら、栄養は取り過ぎるくらいがいいと思っています。少なくても明らかに日本人の栄養は足りていません。

日本人の栄養は全てにおいて足りていない、と言ってもいいでしょう。つまり、日本人は穀類をかつての3分の1しか取っていないし、摂取カロリーも足りていない。タンパク質も足りていません。あと、微量元素も足りていないし、高齢者はあまり肉を食べてないからコレステロールも足りていない。それが現実です。

だから足りない栄養を補うために、もっと食べたほうがいいし、サプリも取ったほうがいいわけです。「はじめに」でコレステヘルプを批判しましたが、ああいった〝コレステロールを下げる〟サプリではなく、〝栄養を足す〟はサプリは問題ありません。栄養は多い分の害は年を取るほど少なくなるので、「栄養は取り過ぎるくらいがいい」と言っているわけです。

日本の医療は免疫力を上げる栄養を重視しません。日本の医者は栄養学を学んでいないので、それが原因でしょう。

それと、日本の高齢者は栄養が足りていないので、サプリメントや特定保健用食品とはうまく付き合っていったほうがいいでしょう。

サプリメントや特定保健用食品は、基本的に野菜をあんまり食べる習慣がない人がビタミンCを取るとか、そういういろんな形で栄養補給ができる。足りないものを補うことがサプリメントのそもそもの目的です。

自分自身の状況を知って、適切にサプリメントを摂取することで本当に体調が良くなる人がいる。サプリメントは足りないものを足すだけではなく、劇的に体調が良くなる人もいるので、そういう場合は飲めばいいと思うわけです。

自分自身の体調がいいか悪いか、はすごく大事なことです。

例えば、私の祖母は「リポビタンDを飲むと体調がいい」と言って、ずっと飲んでいました。〝鰯《いわし》の頭も信心から〟と言いますが、医学的にどうであるか、ということよりも、本人がこれを飲めば体調がよくなる、と感じていることが大切なのです。

それなのに自分自身の体調よりも、検査データのほうが正しいと信じて思考停止しているバカな医者がたくさんいる。統計データだけをとっても、栄養状態が良くなってからのほうが日本人は長生きしています。

沖縄の例ですが、沖縄は豚を丸ごと食べる習慣があって、長寿の県でした。しかし、日本の医学の影響を受けて、ある時期から「脂肪の摂取量を減らせ」と言われました。

それを信じた多くの県民は、脂肪の摂取をかなり減らしました。今や日本人の平均より少ないくらいです。そして、脂肪の摂取を減らしてから、平均寿命の順位が大きく落ちて、男性にいたっては47都道府県のうち、43位まで落ちてしまいました。これは大きな問題で、脂肪もある程度取らないと長生きできないことがわかったわけです。だから、脂肪だろうがタンパク質だろうが、栄養は必要量以上を取ることが大切だということです。

病院も、医者も、治療も自分で選ぶ時代

ここまで説明してきましたが、病院も、医者も、治療も自分が選ぶ時代です。

盲目的に医者に従うのではなく、自分の体を理解して、治療のメリットとデメリットを理解して自分で選んでいかなければ、長生きはできません。

昔と何が違うかというと、欲しい情報をネットでいつでも調べられるということ。医者の言いなりになるより、ネットに出ている情報のほうがよほど当てになります。ネットの情報はもちろん玉石混合ですが、少なくとも統計データや薬の副作用は調べることができます。

だから、敵にも味方にもなる薬とは、自分自身が調べて理解しながら、程よい距離を保って付き合っていく必要があるわけです。

薬はメリットがなかったなら、意味がありません。副作用というマイナスが自分に降り注ぐだけです。

特に検査数値を下げる薬は、まったく意味がないかもしれません。

日本にはちゃんとした大規模比較調査がないから何が正しいのかわか

らないし、医者や病院の都合に踊らされないようにしましょう、ということです。

困っていてそれを解決するために飲む薬は、メリットがあります。おしっこが近いのを改善してくれるとか、頭が痛いのを緩和するとか、下痢や便秘を解消してくれるとか、問題解決というメリットがある。メリットがあれば、副作用というデメリットがあるわけで、それを理解して戦略的に薬と付き合っていきましょう、ということです。

最後に、いい医者はどうやって探せばいいのか。

自分で勉強して、医者にいろいろ質問してみるのがいいでしょう。医者は残念ながら一度免許を取ったら勉強しなくていい。専門医は5年更新になっていますが、ほとんどの専門医は、例えば循環器内科だったら心臓、消化器だったら肝臓だとか胃、自分の専門臓器のことについては勉強するけれど、専門外のことは勉強しません。

だからこそ、自分で調べて知識を持って医者に質問して、その医者がどの程度勉強しているかを見る必要があるわけです。

いい医者かどうか、を決めるのは、自分の体です。いい医者というのは、自分の体の調子をよくしてくれる医者です。だから自分自身で、自分の調子がよくなっているかどうかで判断するべきなのです。

和田秀樹（わだ　ひでき）

1960年、大阪府生まれ。精神科医。東京大学医学部卒。東京大学医学部卒業後、東京大学医学部附属病院精神神経科助手、米国カール・メニンガー精神医学学校国際フェローを経て、現在、和田秀樹こころと体のクリニック院長、川崎幸病院精神科顧問。一橋大学経済学部非常勤講師、立命館大学生命科学部特任教授 。　主な著書に、『70歳が老化の分かれ道』（詩想社）、『80歳の壁』（幻冬舎）、『７０代、８０代を楽しむためにこれだけは知っておこう！』（かや書房）、『どうせ死ぬんだから』（SBクリエイティブ）など多数。

70歳を過ぎたら
飲んではいけない薬とサプリ

2024年6月11日　第1刷発行
2024年8月 1 日　第5刷発行

著　者　和田秀樹
Ⓒ Hideki Wada 2024
発行人　岩尾悟志
発行所　株式会社かや書房
〒162-0805
東京都新宿区矢来町113　神楽坂升本ビル３Ｆ
電話　03-5225-3732（営業部）

印刷・製本　中央精版印刷株式会社

落丁・乱丁本はお取り替えいたします。
本書の無断複写は著作権法上での例外を除き禁じられています。
また、私的使用以外のいかなる電子的複製行為も一切認められておりません。
定価はカバーに表示してあります。
Printed in Japan
ISBN 978-4-910364-48-3　C0077